# TRAITÉ

# DES APONÉVROSES.

# OUVRAGES DU MÊME AUTEUR.

Dissertation sur le *fascia superficialis*, in-4°. (*Dissertation inaugurale*, 1826.)

Mémoire sur l'emploi du nitrate acide de mercure comme caus-
tique. (*Nouvelle Bibliothèque médicale*, 1826.)

Mémoire sur les plaies des intestins abandonnées aux seules res-
sources de la nature. (*Ib.*, 1826.)

Mémoire sur l'emploi du deuto-iodure de mercure. (*Ib.*, 1826.)

Mémoire et observations sur quelques maladies de l'encéphale.
(*Revue médicale*, septembre 1826.)

Mémoire sur le traitement chirurgical du gonflement de la lèvre
supérieure. (*Journal des progrès*, 3e liv., 1827.)

---

## SOUS PRESSE.

Traité des caustiques employés en médecine et en chirurgie.
1 vol. in-8°, par le même auteur.

# TRAITÉ
# DES APONÉVROSES,

OU

## DESCRIPTION COMPLÈTE

# DES MEMBRANES FIBREUSES

DÉSIGNÉES SOUS CE NOM,

SUIVIE

## DE CONSIDÉRATIONS CHIRURGICALES

FONDÉES

## SUR LEUR DISPOSITION ANATOMIQUE ;

### PAR ALEX. PAILLARD,

DOCTEUR EN MÉDECINE ET EN CHIRURGIE,

Ancien interne des hôpitaux civils de Paris, membre titulaire de l'Athénée de médecine, de la Société de médecine pratique de Paris, médecin du Bureau de charité du 5<sup>e</sup> arrondissement, etc.

*Quisquis enim artificiose corpora humana secare novit, eorumque singulas particulas diligenter inquirit, ex his latentium morborum causas et sedes facile intelliget, nec non accommodata remedia præscribet.*

(J. RIOLAN, *Anthrop.*, lib. I, p. 15.)

*Res, non verba.*

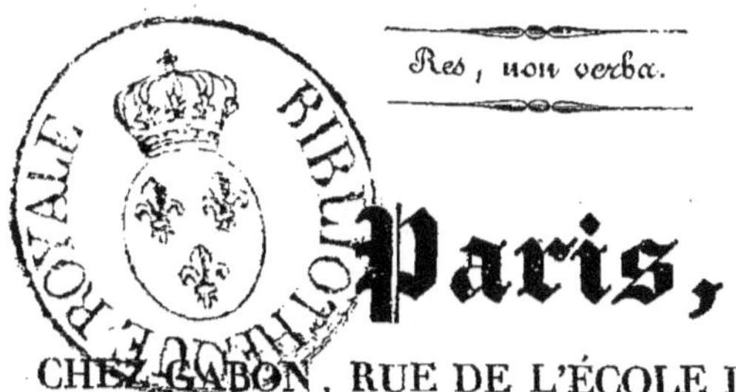

# Paris,

CHEZ GABON, RUE DE L'ÉCOLE DE MÉDECINE ;

MONTPELLIER, CHEZ LE MÊME ;

# BRUXELLES,

AU DÉPÔT GÉNÉRAL DE LIBRAIRIE FRANÇAISE MÉDICALE,

Marché aux Poulets, n° 1213, au coin de la rue des Fripiers.

## 1827.

A

## Monsieur Manry,

Chevalier de l'Ordre royal de la Légion-d'Honneur, Médecin
de l'Hôpital Saint-Louis et de la Direction générale des
Nourrices, Membre de l'Académie royale de Médecine, etc.,

Témoignage d'estime
& d'un attachement sincère;

A

## Monsieur Velpeau,

Agrégé à la Faculté de Médecine
de Paris,

Faible témoignage de ma reconnaissance
et de mon amitié;

Alexandre Paillard.

# PRÉFACE.

———

L'anatomie est la base de la médecine. Cette vérité, reconnue par tout le monde, est inutile à proclamer maintenant.

Le médecin peu versé dans l'étude de la science anatomique, manquant par les bases essentielles, doit donc renoncer à l'espoir d'exercer d'une manière convenable une profession fondée spécialement sur la connaissance approfondie de l'organisation du corps humain et de son mécanisme.

Si le médecin proprement dit, et nous entendons par ce mot celui qui ne se livre pas particulièrement au traitement des maladies qui réclament l'application de la main seule ou armée d'instruments ; si le médecin, dis-je, doit par-

faitement bien connaître les diverses parties constituantes du corps pour en reconnaître et traiter
les nombreuses affections, à combien plus forte
raison cette science doit-elle être familière au
chirurgien, dont l'instrument, appliqué sur nos
tissus malades, peut devenir entre ses mains émi-
nemment salutaire ou meurtrier.

Suivant l'heureuse expression de Béclard,
toutes les parties du corps doivent être transpa-
rentes pour le chirurgien. Il ne doit donc rien
ignorer en anatomie ; ses détails les plus minu-
tieux doivent lui être parfaitement connus ; en
un mot, il doit faire de cette science l'objet le
plus constant de ses études et de ses méditations.

C'est dans le but d'être utile spécialement à la
chirurgie que j'ai rassemblé dans ce livre tout ce
qui est relatif aux aponévroses, point de l'anatomie sur lequel on a beaucoup travaillé dans
ces derniers temps, et qui est très incomplète-
ment traité dans les principaux ouvrages d'anatomie qui se trouvent entre les mains des élèves.

La connaissance des aponévroses est cependant de la plus grande importance pour établir le diagnostic, pour concevoir les symptômes, la marche, la terminaison et le traitement d'un grand nombre de maladies réputées chirurgicales : telles sont, en particulier, les inflammations, les abcès, les hernies, les loupes, les anévrismes, etc., etc.

Aussi, dans la description de chacune des aponévroses, ai-je eu toujours le soin d'insister sur l'application qui peut être faite de leur situation, de leur structure, de leurs rapports, au développement, aux symptômes, à la marche, et au traitement de ces maladies.

C'est d'ailleurs, je crois, le seul moyen de rendre l'anatomie attrayante et véritablement utile.

Pour composer ce travail, j'ai eu recours à de nombreuses dissections. J'ai consulté les traités généraux d'anatomie, qui ne m'ont rien fourni d'utile ni d'exact ; mais plusieurs ouvrages de chirurgie, et des travaux spéciaux sur cette matière, m'ont été de la plus grande utilité. Tels sont, en particulier, les ouvrages de Scarpa, Astley Cooper, Godman, MM. J. Cloquet, Blandin, Bouvier, et surtout l'excellent *Traité d'anatomie* de M. Velpeau.

Mais les diverses descriptions que ce dernier a faites des aponévroses, avec un grand soin et une scrupuleuse exactitude, étant disséminées çà et là dans un ouvrage volumineux, ces descriptions n'étant d'ailleurs que partielles, pour être appropriées au genre de travail qu'il s'était proposé, c'est-à-dire à l'*anatomie topographique* ou *des régions*, aucune aponévrose ne peut s'y trouver décrite entièrement dans un seul article : en sorte qu'il faut lire et étudier successivement plusieurs chapitres pour avoir une connaissance complète du *fascia superficialis*, par exemple. Il en est de même de toutes les autres aponévroses. Aussi ces descriptions ne peuvent-elles profiter autant qu'il l'avait pensé ; elles sont au moins beaucoup plus difficiles à retenir qu'en les étudiant séparément et avec détail dans tous leurs points, comme nous tentons de le faire.

J'ai beaucoup profité des travaux de cet auteur ; j'ai surtout beaucoup puisé de lumières dans les entretiens que j'ai eus avec lui, et dans les avis nombreux que je dois à son amitié. Je m'empresse de profiter de cette occasion pour lui en témoigner publiquement ma reconnaissance.

# INTRODUCTION.

CONSIDÉRATIONS GÉNÉRALES

SUR LES APONÉVROSES.

Si l'étude des aponévroses est en général fort négligée, cela me paraît tenir à plusieurs causes. Ces lames sont mal décrites dans les traités généraux d'anatomie. N'appartenant exclusivement ni aux muscles, ni aux os, ni aux artères, elles n'ont pu trouver place dans les divisions principales de ces traités. Ainsi, par exemple, dans la myologie, on ne trouve que la description des enveloppes des membres, et dans cette section, pas plus que dans les autres, on ne parle des aponévroses superficielles ou profondes du tronc. Dans la description des aponévroses des membres même, on ne les a, le plus souvent, étudiées que très légèrement : on n'a presque rien dit de leurs divisions, de leurs lames profondes, des gaînes qu'elles fournissent aux muscles, aux vaisseaux, aux nerfs même ; en un mot, les aponévroses n'ont, pour ainsi dire, été qu'indiquées dans les traités d'anatomie spéciale, ou considérées seulement dans leur ensemble, dans les ouvrages d'anatomie générale, tels que ceux de Bichat, Béclard, Meckel, etc. Mais elles n'ont été que fort peu étudiées dans leurs détails et dans leurs divisions. Elles ne l'ont même point encore été dans leur ensemble d'une manière bien convenable. En effet, les aponévroses ne sont que des modifications du tissu cellulaire. On pourrait les rattacher à un petit nombre de centres, ainsi que l'a dit M. Velpeau, et comme il a tenté de le faire dans plusieurs points de son *Anatomie chirurgicale*. En suivant une autre marche, on a fait des efforts inouïs pour multiplier ces lames ; et, en exagérant les caractères anatomiques du tissu cellulaire, on est parvenu à les rendre extrêmement nombreuses.

A l'exception de quelques monographies, de quelques dissertations inaugurales, dans lesquelles diverses aponévroses du corps ont été décrites d'une manière toute spéciale, et envisagées dans leurs rapports avec la chirurgie, telles que celles de MM. J. Cloquet, Bouvier, Breschet, Carcassonne, etc. , etc. ; à l'exception de quelques ouvrages de chirurgie et de médecine opératoire , tels que ceux de Scarpa, d'Astley, Cooper, de Colles, d'Allamburn, etc., dans lesquels on trouve décrites plusieurs de ces aponévroses dont la connaissance était indispensable pour la description complète des maladies dont ces auteurs traitaient ; à l'exception de ces travaux, dis-je, nous trouvons peu de choses sur les aponévroses. Ces travaux mêmes, fort importants sans doute, pèchent cependant sur plusieurs points ; ils contribuent même quelquefois aussi à augmenter les difficultés que l'on rencontre dans cette étude. En effet, la plupart de ces auteurs ont étudié chacun une ou deux aponévroses seulement ; ils les ont mises à découvert sur un point du corps où elles étaient plus apparentes que sur d'autres, et ne les ont décrites que là, sans examiner avec beaucoup de soin si elles se continuaient avec d'autres, ou si l'aponévrose qu'ils étudiaient dans un endroit particulier du corps, et comme tout-à-fait unique, n'était autre chose qu'un point plus solide, plus épaissi, plus résistant, d'une aponévrose beaucoup plus étendue. C'est ce qu'on remarque surtout au tronc. Ils ont décrit alors par petits fragments une grande aponévrose, fragments auxquels ils ont donné des noms différents, et produit ainsi une confusion d'autant plus fâcheuse que ce sujet comporte, pour être bien compris, une grande clarté et une grande précision.

Telle est la première cause des connaissances imparfaites que l'on possède des aponévroses.

Elle réside, comme nous l'avons vu, dans la marche vicieuse que les anatomistes ont suivie dans leur étude.

La deuxième cause, non moins puissante peut-

être, dépend de l'aridité des descriptions anatomiques et de l'absence des déductions chirurgicales tirées de la position, des rapports, de la
structure, des usages, etc. , de ces mêmes aponévroses. Privé de cet attrait, qui peut seul di-
minuer l'ennui d'une pareille étude, n'ayant
pas l'attention constamment fixée sur l'importance de ces organes dans le développement,
la marche, la terminaison des maladies; fati-
gué d'ailleurs par des détails d'autant plus mi-
nutieux que l'anatomiste aura voulu être plus
exact, l'élève, à moins qu'il ne soit doué
d'une grande ardeur et de beaucoup de patience,
ne pourra que concevoir du dégoût pour un pareil travail.

M. Godman, dans un petit ouvrage imprimé
à Philadelphie en 1824, a publié plusieurs recherches sur diverses aponévroses du corps humain, et les a fait précéder de plusieurs remarques chirurgicales qui rendent son travail des
plus intéressants. C'est dans cet ouvrage qu'on
trouve surtout adressé aux anatomistes le re-

proche d'avoir décrit, par fragments, de grandes aponévroses; et d'avoir accru, sous ce rapport, la difficulté et la confusion qui régnaient déjà dans leur étude.

Avant lui plusieurs auteurs d'un mérite remarquable avaient déjà tenté sur plusieurs points du corps de faire une description spéciale et chirurgicale des aponévroses, et nous aurons lieu de rappeler leurs travaux à l'occasion de chacune de ces membranes. Mais ils ont tous fait sur ce point un travail circonscrit, tandis que Godman l'a étendu à un très grand nombre d'aponévroses.

Depuis cette époque, j'ai fait, sur cette partie de l'anatomie, de nombreuses recherches, de nombreuses dissections; et c'est après m'être assuré par moi-même de tout ce qu'avaient dit et de tout ce qu'avaient omis les auteurs sur ce point, que je me suis décidé à publier ce traité, qui, je crois, pourra être de quelque utilité aux praticiens.

Les *aponévroses* sont des membranes fibreuses plus ou moins étendues, toujours en rapport avec les muscles ou les os. Elles ont été divisées par les auteurs en aponévroses d'*enveloppe* et en aponévroses d'*insertion*. Bichat, Béclard adoptent cette division. M. Chaussier nomme les premières aponévroses *capsulaires* ou contentives des muscles, les secondes aponévroses *musculaires* ou qui servent à l'implantation des faisceaux charnus. J. L. Meckel nomme ces dernières ligaments musculaires.

Le mot aponévrose vient du grec *aponeurosis*; il a été adopté par les Latins, et conservé par les Français, qui en ont fait *aponévrose*.

Le mot *fascia*, qui signifie *bande*, et qui avait été presque uniquement consacré d'abord à quelques aponévroses largement épanouies, telles que le *fascia superficialis*, le *fascia transversalis*, semble maintenant être employé pour toutes les aponévroses : c'est ainsi que l'on dit le fascia de la cuisse, du bras, de la jambe, *fascia brachialis, cruris*, etc.

Quoi qu'il en soit de cette manie de changer continuellement les noms, et de remplacer nos dénominations françaises par celles adoptées surtout par nos voisins d'outre-mer, et d'augmenter ainsi toujours, et fort inutilement, les difficultés, nous adopterons l'une et l'autre expressions pour désigner les aponévroses.

Celles d'enveloppe sont *générales* ou *partielles*, suivant qu'elles entourent un membre tout entier, ou seulement un muscle, un vaisseau, ou tout autre organe. Ces enveloppes partielles sont beaucoup plus communes qu'on ne le croit communément, et sont en général presque oubliées dans les auteurs. Elles dépendent le plus souvent des enveloppes générales qui envoient sur les différents points des membres et du tronc des feuillets qui s'écartent, se dédoublent, se réunissent pour s'écarter de nouveau, de manière à former des enveloppes secondaires, qui sont loin d'avoir été toutes indiquées, et qui sont destinées aux muscles, aux nerfs, aux vaisseaux, etc. ; gaînes secondaires qu'il est fort important de connaître pour se rendre compte de certaines particularités remarquables dans le développement et la marche d'un assez grand nombre de maladies.

Les enveloppes générales d'où proviennent les gaînes secondaires ont été étudiées dans ces derniers temps avec beaucoup d'ardeur sur le tronc, et on y a fait les plus importantes découvertes.

Les aponévroses d'enveloppe peuvent être divisées en celles du tronc et en celles des membres. Au tronc, elles sont superficielles ou profondes; elles fournissent des feuillets, des gaînes secondaires, aux muscles, aux vaisseaux, et même à certains viscères. Aux membres elles fournissent, comme nous l'avons déjà dit, des gaînes secondaires destinées aux muscles et aux vaisseaux. Cette dernière destination est des plus importantes, et nous aurons souvent des remarques à faire à son sujet. C'est cette gaîne que l'on dit généralement être formée aux dépens du tissu cellulaire ambiant.

Ces aponévroses d'enveloppe se prolongent encore, pour former les gaînes des tendons aux doigts et aux orteils. Enfin , on trouve que très souvent elles contribuent d'une manière évidente à la formation des capsules fibreuses des articulations.

Quant aux aponévroses d'insertion (aponévroses musculaires de Chaussier, ligaments musculaires de Meckel ) , appartenant exclusivement aux muscles , distinguées par Bichat en aponévrose à surface large , en arcade , et fibres isolées ; elles ont été en général bien décrites, et ne présentent point, comme les premières, un champ presque neuf aux recherches des anatomistes.

Les points sur lesquels nous nous étendrons le plus seront donc les aponévroses d'enveloppe.

Nous commencerons par la description de celles du tronc.

# TRAITÉ
# DES APONÉVROSES.

## FASCIA SUPERFICIALIS,

ou

### APONÉVROSE SUPERFICIELLE DU TRONC ET DES MEMBRES.

———

Jusque dans ces derniers temps on n'a eu qu'une connaissance très imparfaite de cette aponévrose, la plus vaste du corps.

Entrevue par Camper (*Icones herniarum*), regardée par Scarpa comme un prolongement de l'aponévrose *fasciolata*, nommée *fascia superficialis* par Astley Cooper, qui en a donné une description beaucoup plus étendue mais moins bonne que celle de M. J. Cloquet dans sa *Dissertation sur les hernies de l'abdomen* (1817), cette aponévrose n'est point bornée, comme l'ont cru tous ces anatomistes, à une portion donnée du corps, à la partie inférieure de l'abdomen. Godman, dans son *Essai sur les aponévroses,* a donné de cette membrane une assez juste idée. Dans ma *Dissertation inaugurale,* je l'ai décrite d'une manière encore beaucoup plus étendue (17 février 1826) que l'anatomiste américain, mais sans faire connaître cependant tous ses détails.

Elle est sous-cutanée dans la plus grande partie de son étendue, couvre tout le tronc, l'abdomen, la poitrine, le cou, la tête et les extrémités: elle revêt l'aspect fibreux dans beaucoup de points, tandis que dans d'autres elle est simplement celluleuse. Peu apparente chez les sujets jeunes et gras, très marquée au contraire chez les vieux et les maigres; elle n'est formée que par le tissu cellulaire, dont les lames rapprochées et condensées dans certains points finissent par représenter un caractère aponévrotique qui disparaît par la macération sur le cadavre, par la graisse et l'infiltration séreuse sur le vivant. Au reste, il est assez évident que le tissu cellulaire est l'élément formateur de toutes les aponévroses, et que le tissu fibreux n'en est qu'une transformation: que la couche aponévrotique sous-cutanée que nous décrivons est une, et que dans

toutes ses portions il est possible de la suivre,
de la voir revêtir graduellement les apparences
fibreuses, se continuer avec d'autres aponévroses,
des ligaments, des capsules même, etc., etc.

Toutes ces raisons anatomiques doivent donc
déterminer à admettre sous la peau une *aponévrose générale superficielle, recouvrant tout
le tronc, se prolongeant sur les extrémités, et
dont les caractères fibreux sont plus marqués
sur certains points du corps que dans d'autres.*

On est assez embarrassé pour commencer sa
description ; cependant, comme on peut le faire
aussi bien sur un point que sur l'autre, nous la
supposerons naître de la partie antérieure de la
paroi abdominale, point du corps où elle est
plus apparente que dans beaucoup d'autres, et
nous la suivrons de ce centre sur toutes les autres régions.

Elle semble naître de la ligne médiane, ou
elle est fixée par de nombreux filaments denses,
serrés et peu extensibles ; elle recouvre toute la
paroi antérieure de l'abdomen, dans la composition de laquelle elle entre. Elle est plus dense
et plus épaisse à sa partie inférieure que supérieurement et sur les côtés ; cependant on peut
très bien la suivre sur la poitrine et sur les

flancs. Dans sa partie inférieure, ou région hypogastrique , le *fascia superficialis* est épais ; appliqué sur l'aponévrose du muscle grand oblique,
dont il est séparé par du tissu cellulaire d'une
densité médiocre , il arrive jusqu'au ligament
de Poupart ou de Fallope, auquel l'unit un tissu
cellulaire dense et serré. On peut le séparer
très aisément de la ligne blanche.

Dans cette partie de son trajet , ce *fascia* est
d'une épaisseur remarquable. Il contient, dans
ses lames , l'artère sous-cutanée abdominale.

En dedans, et près du pubis, le *fascia superficialis* passe sur l'anneau inguinal , auquel il
adhère fort peu ; sur le cordon des vaisseaux
spermatiques , qu'il accompagne jusque dans
le scrotum ; embrasse la tunique vaginale , le
testicule , et va former le dartos. Il s'est prolongé sur la verge , à laquelle il a formé une
gaîne d'une densité quelquefois très considérable ; mais plus ordinairement sa structure fibreuse est très peu marquée sur cet organe.
Chez la femme , le *fascia superficialis* se perd
en tissu cellulaire dans la grande lèvre.

Quelques artérioles nées de l'artère fémorale ,
et qui vont se rendre à la racine du pénis, sont
contenues entre ses lames.

Pour avoir du *dartos*, qui n'est qu'un fragment du *superficialis*, une idée claire, il faut l'étudier chez le *fœtus* avant la formation du scrotum.

En effet, lorsque le testicule est encore contenu dans l'abdomen, on voit le *fascia superficialis* s'y enfoncer en passant par l'anneau inguinal, former ainsi un prolongement en forme d'entonnoir, qui arrive jusqu'au testicule. Quand celui-ci en descend, il repousse peu à peu au-devant de lui cette espèce de doigt de gant, de manière à l'épanouir complétement quand il est tout-à-fait tombé dans les bourses. Ce prolongement s'est allongé à mesure qu'il est descendu, et a recouvert et formé une gaîne au cordon.

Ce sont donc alors deux poches indépendantes l'une de l'autre, et adossées seulement par la partie interne de leur face externe, pour former la double cloison qui sépare les testicules au-dessous de l'urèthre et de la verge.

Tel est le dartos, qui, en arrière, se continue avec la couche cellulo-fibreuse sous-cutanée du périné, couche qui n'est aussi qu'une dépendance du *fascia superficialis*.

Chez quelques sujets les fibres du dartos sont

souples, cotonneuses, rougeâtres, de manière que les anciens anatomistes, qui expliquaient par ses contractions le plissement du scrotum et la rétraction des testicules, se fondaient sur cet aspect pour lui accorder la texture musculaire. Il est vrai que le muscle crémaster rend assez bien compte de ces mouvements de la peau et des testicules.

Cette opinion sur la nature musculaire est depuis long-temps rejetée; cependant il y a des cas où elle est tellement évidente qu'on ne peut s'y méprendre. Cette couche présente quelquefois tous les caractères de la membrane musculaire de l'estomac, au moment où l'œsophage s'épanouit sur ce viscère. M. Velpeau a vu plusieurs sujets qui présentaient cette disposition, et il en cite un fort remarquable dans son excellent *Traité d'anatomie chirurgicale*. Ces cas viennent à l'appui de l'opinion qu'il a émise depuis long-temps dans ses cours, savoir, qu'il est dans la nature du tissu cellulaire de pouvoir, dans certaines circonstances, se transformer en tissu charnu, lorsque les usages d'un organe l'exigent.

Nous avons dit qu'en arrière, le *fascia superficialis* se continuait sur le périné, et cela sans interruption sur la ligne médiane et au-devant de l'urèthre. Il est mobile ; de chaque côté il est beaucoup plus épais, formé de filaments fort serrés, et entrecroisés en tous sens. C'est dans sa portion périnéale que l'on a vu aussi quelquefois des fibres charnues évidentes. Cette couche se prolonge dans la région anale, sur la ligne médiane, et elle devient fort mince. De chaque coté de cette dernière région elle reprend beaucoup d'épaisseur, et se continue avec la couche graisseuse sous-cutanée qui recouvre le muscle *grand fessier*, et remplit une vaste excavation triangulaire qui existe entre les deux lames fibreuses qui tapissent, d'une part, la face externe du muscle revêteur de l'anus, et de l'autre séparent l'obturateur interne du périnée. ( Ces feuillets fibreux seront examinés plus bas avec beaucoup de soin.) En outre, elle passe entre le rectum, le coccyx et le prolongement postérieur du muscle sphincter d'une part ; de l'autre, le prolongement antérieur du muscle transverse du périnée, le bulbe, la portion membraneuse de l'urèthre et le devant du rectum. Tout-à-fait en arrière de l'anus, le *fascia superficialis* forme une bandelette serrée aponévrotique, qui se porte de la pointe postérieure du sphincter à la dernière pièce du coccyx.

De la disposition du *fascia superficialis* dans la région périnéale, et dans la région anale, il résulte les déductions pathologiques suivantes :

La peau du périnée peut être entraînée très loin dans un sens ou dans l'autre ; les infiltrations urineuses purulentes ou autres se font avec la plus grande facilité dans les bourses, quoique l'affection ait son siége tout-à-fait à la partie postérieure de la région : c'est ce qui arrive assez souvent, par exemple après l'opération de la taille, surtout lorsque l'incision de la peau est prolongée très en avant. Aussi l'infiltration des urines était-elle un des inconvénients les plus ordinaires de la lithotomie à la méthode de Giovani de Romani.

Dans la région anale, la disposition de l'aponèvrose en question fait que les produits de la suppuration du côté droit peuvent très facilement se porter à gauche.

En dehors de l'anneau inguinal, le *fascia superficialis* se comporte de la manière suivante : il adhère d'une manière assez intime au *ligament de Poupart*, contient les ganglions superficiels de l'aine, arrive à la cuisse, passe sur l'orifice inférieur du canal crural, là se continue avec le *fascia propria*, qui se continue dans ce

canal ; il contient dans ses lames la veine saphène et les branches qui viennent s'y rendre ;
en continuant de se rendre en dedans, il va adhérer d'une manière intime à la branche ascendante de l'ischion et se continue avec ses portions scrotale, périnéale et anale. Enfin, sur
le reste du membre inférieur, il dégénère en tissu cellulaire, et ce serait exagérer ses caractères anatomiques que de vouloir en faire là une
membrane aponévrotique.

De cette disposition il résulte que, chez les sujets gras, les veines et les glandes lymphatiques
paraissent très profondément situées, tandis que
chez les personnes maigres on remarque le contraire.

Il suit en outre de l'union de ce feuillet fibreux
à l'arcade crurale que, dans les hernies crurales,
la tumeur est naturellement comprimée pendant
l'extension de la cuisse, et qu'il convient de faire
fléchir le membre quand on veut pratiquer le
taxis, ou bien l'opération quand la tumeur est
étranglée. Ce feuillet fibreux contribue bien sans
doute à comprimer la tumeur, mais n'en est pas
la seule cause.

De la disposition du *fascia superficialis* à la
partie inférieure de l'abdomen, à l'aine et au

périnée il résulte que les hernies inguinales, crurales, périnéales et toutes les hernies abdominales enfin, sont recouvertes par le *fascia superficialis*, et qu'après l'incision de la peau, dans l'opération que nécessite l'étranglement de cette tumeur, la première chose que l'on rencontre c'est toujours une portion de cette membrane fibreuse.

De chaque côté sur les flancs elle a recouvert les muscles larges de l'abdomen, auxquels elle adhère par un tissu cellulaire dense et serré, ce qui rend la dissection soignée de ces muscles assez difficile. Elle passe sur la crête de l'os des îles, à laquelle elle adhère fortement, et arrive sur les muscles fessiers; après avoir parcouru la région lombaire, et s'être réunie sur la ligne médiane avec celle du côté opposé, gagne la tubérosité de l'ischion, et va se continuer avec la portion périnéale dont il a été déjà question.

Tel est le *fascia superficialis* dans la partie inférieure du corps depuis l'ombilic. Nous allons maintenant l'étudier au-dessus de ce point.

Dans la région épigastrique, il est très mince, ne renferme ni vaisseaux, ni nerfs importants; sur la ligne médiane, il acquiert un peu plus de densité, gagne la partie antérieure de la poitrine. De chaque côté il a recouvert les régions hypochondriaques, arrive au dos, en recouvre les muscles et les aponévroses, après s'être réuni inférieurement avec la portion lombaire.

A la poitrine, en avant et sur les côtés, le *fascia superficialis* forme une couche cellulosofibreuse assez épaisse et assez extensible ; sur la partie moyenne elle devient plus dense et se confond avec les ligaments sterno-costaux. Sur ce point l'aponévrose adhère intimement à la peau, et unit fortement cette membrane au sternum. C'est ce qui fait que les plaies de ce point sont difficiles à réunir par première intention ; et que, dans les opérations qu'on y pratique, on doit bien faire attention à ménager cette couche fibro-celluleuse, si on ne veut point avoir ensuite des solutions de continuité interminables. Il en résulte aussi que, dans les infiltrations et dans les cas d'embonpoint considérable, le sternum paraît beaucoup plus enfoncé qu'il ne l'est ordinairement.

Au dos le *fascia superficialis* est quelquefois d'une densité très remarquable, et force les foyers purulents qui se forment sous lui à s'étendre en largeur plutôt qu'en pointe.

De chaque côté de la poitrine le *fascia super-*

*ficialis* est très mince et gagne le creux de l'aisselle.

Au niveau de la clavicule et quelquefois beaucoup plus bas, le *fascia superficialis* se divise en deux lames très fines, entre lesquelles se trouve situé le muscle peaucier.

Au cou et à sa partie antérieure, le *fascia superficialis* devient mince, celluleux, et contient le peaucier comme il vient d'être dit. Il est lâchement uni à l'aponévrose cervicale.

Il s'étend dans la région sus-hyoïdienne, et gagne le menton et la face. Là il n'est plus possible de le regarder comme une membrane : il se perd dans le tissu cellulaire et adipeux de cette partie du corps, suit la ligne médiane; et, dans la région sus-hyoïdienne, au point où le muscle peaucier laisse entre sa portion droite et sa portion gauche un espace triangulaire libre, les deux feuillets du *fascia superficialis* entre lesquels il s'était développé se réunissent, ce qui donne dans ce point à ce *fascia* une densité assez considérable.

Sur les parties latérales du cou, dans la région sus-claviculaire, le *facia superficialis* est très mince et se continue avec la portion antérieure et la postérieure ; celle-ci est très adhérente à la peau.

Sur la ligne médiane, elle semble se confondre, et se confond en effet avec le ligament cervical superficiel.

De chaque côté du cou, et en montant, le *fascia superficialis* a gagné la face ; il recouvre la couche cellulo-fibreuse qui revêt la parotide, l'arcade zygomatique, arrive dans la région temporale, et, après avoir donné naissance au muscle auriculaire antérieur, au supérieur du même nom, se termine en se continuant avec l'aponévrose épicrânienne. Ne pourrait-on pas regarder alors l'aponévrose épicrânienne comme une dépendance de l'aponévrose *fascia superficialis*, épaissie dans ce point, et donnant naissance antérieurement et postérieurement au muscle occipito-frontal, qui est un véritable peaucier chez les animaux comme chez l'homme ?

En arrière, le *fascia superficialis* se confond de suite avec la couche cellulo-graisseuse qui est sous le cuir chevelu ; il passe derrière l'oreille, et bientôt il se confond avec la portion temporale ; avant cela il se continue avec la couche celluleuse sous-cutanée du pavillon de l'oreille. Les petits muscles intrinsèques de l'oreille se développent dans cette couche absolument comme les muscles auriculaires antérieur et supérieur, etc. , l'ont fait dans la couche temporale.

Il nous reste maintenant, pour achever la description du *fascia superficialis*, à le suivre sur le membre supérieur.

Il se comporte sur cette partie du corps comme il l'a fait au membre inférieur. Il résulte de la réunion des portions thoraciques antérieure, postérieure et latérale des mêmes portions cervicales qui recouvrent l'épaule et s'étendent plus ou moins loin sur le bras, l'avant-bras et la main; et , dégénérant en tissu cellulaire de manière à ne plus pouvoir être regardé réellement comme une aponévrose, il contient dans ses lames de nombreux filets nerveux et des veines superficielles, entre autres, la veine céphalique, au-dessous du sillon *coraco-deltoïdien*, et la veine basilique dans une grande partie de son étendue. A l'avant-bras, le *fascia superficialis* contient aussi les veines superficielles, ainsi que beaucoup de filets nerveux.

L'examen de ce *fascia superficialis* chez les grands animaux, et en particulier sur le *cheval* et le *bœuf*, confirme plusieurs des points qui ont été avancés dans la description que nous venons d'en faire.

Extrêmement développé à l'abdomen, chez

ces animaux, il revêt un caractère particulier ; il se convertit d'une manière évidente en tissu fibreux jaune, qui contient des fibres musculaires ou se transforme même en tissu charnu, suivant les usages qu'il a à remplir.

C'est donc dans le *fascia superficialis* que se développe la vaste pannicule charnue des animaux, dont l'homme ne possède que quelques vestiges (*M. thoraco-facial*, ou *peaucier*), qui présente quelquefois chez lui un développement considérable anormal dans certaines parties, au scrotum, au périnée et autres points, comme nous l'avons vu.

Cette idée, émise par M. Velpeau dans son ouvrage et dans ses excellents cours d'anatomie, idée que j'ai retrouvée dans plusieurs autres ouvrages, notamment dans un mémoire de M. Gérard fils, inséré dans les *Archives générales de médecine* (an 1823, numéro de septembre), que le tissu cellulaire pouvait se convertir en tissu fibreux jaune, et celui-ci en tissu musculaire, suivant les circonstances ; cette idée, dis-je, se trouve confirmée par l'étude de l'anatomie des animaux, comparée à celle de l'homme.

# APONÉVROSES INTERNES.

Après avoir décrit l'aponévrose superficielle du tronc, nous allons étudier celles qui se trouvent plus profondément situées ; nous commencerons par celles de la cavité abdominale.

# FASCIA TRANSVERSALIS.

Cette aponévrose a été ainsi nommée par Astley Cooper, qui en parla le premier. Elle se trouve décrite, mais incomplétement encore, dans Lawrence ( *Treatise on ruptures* ). M. J. Cloquet en a donné une description infiniment plus exacte. Ce médecin pense qu'on ferait mieux de lui donner le nom de *fascia longitudinalis* ou *ascendens*, vu la direction principale de ses fibres; ou *fascia reflexa*, vu son mode d'origine.

Elle est placée à la face postérieure de la paroi antérieure de l'abdomen, naît du bord pelvien du ligament de Fallope ( voyez plus bas aponévrose musculaire de l'abdomen ), ou plutôt prolonge ce bord entre le muscle petit oblique et le péritoine d'abord, puis ensuite entre ce dernier et le transverse. Elle prend aussi

insertion à la lèvre interne de la crête iliaque, et au bord externe et tendineux du muscle droit.

C'est une membrane fibreuse épanouie entre
le péritoine et le plan postérieur des muscles
de la paroi antérieure de l'abdomen, de manière à représenter à la face interne de cette
paroi le *fascia superficialis* dont nous avons
parlé, et qui est en dehors.

Sa structure fibreuse se trouve surtout bien
décidée à sa partie inférieure; supérieurement,
elle est beaucoup moins apparente, et finit,
après avoir tapissé toute la face postérieure
de la paroi antérieure de l'abdomen, par se
confondre avec le tissu cellulaire sous-dia-
phragmatique. Il est des individus chez lesquels
la structure fibreuse se prolonge d'une manière
évidente jusqu'à ce point.

Chez quelques sujets, la structure fibreuse
est peu marquée; elle n'est vraiment que celluleuse.

Dans sa partie inférieure, elle semble remplacer l'aponévrose du transverse, en se fixant
au bord externe du muscle droit, mais ne
passe point derrière lui.

Ainsi nous voyons que c'est une lame fibreuse qui tapisse toute la face postérieure de la paroi antérieure de l'abdomen, à partir du bord externe du muscle droit. C'est dans cet endroit et en dedans que cette aponévrose a le plus de force, et qu'elle se continue avec la lame postérieure du ligament de Gimbernat. Elle présente là quelques fibres verticales et quelques fibres transversales ; en dehors elle se continue avec le *fascia iliaca.*

Dans certains sujets, le *fascia transversalis* est formé bien évidemment par deux lames distinctes qui se réunissent au niveau du bord postérieur de l'arcade crurale. De ces deux lames, l'antérieure vient du *ligament de Fallope;* l'autre, ou postérieure, n'est que la continuation du *fascia iliaca,* qui, après avoir recouvert la fosse iliaque, l'abandonne pour tapisser la face postérieure de la paroi antérieure de l'abdomen. Ces deux feuillets réunis et adossés remontent ensemble entre le muscle transverse et le péritoine. Ils sont faciles à isoler en dehors de l'ouverture supérieure du canal inguinal, tandis que, autour et en dedans de cet orifice, ils sont étroitement unis. Quand cette disposition se rencontre ( c'est-à-dire l'existence de deux lames aponévrotiques pour la formation du *fascia transversalis* ), la lame postérieure passe ordinairement derrière le muscle droit, pour se porter à la ligne blanche, tandis que l'antérieure se continue avec le bord externe du même muscle. L'artère épigastrique est tantôt *postérieure*, et tantôt *antérieure*, ou bien intermédiaire à ces deux feuillets fibreux.

Un pouce au-dessus et en dehors de l'artère iliaque externe, dans un point correspondant à peu près à la partie moyenne de l'arcade crurale, le *fascia transversalis* est percé d'une ouverture allongée, dont le grand diamètre est vertical, et dont le bord interne est beaucoup plus ferme et plus solide que l'externe, et présente un faisceau fibreux falciforme qui se détache de l'arcade crurale. C'est un demi-arc fibreux sur lequel les hernies s'étranglent.

L'orifice supérieur du canal inguinal est traversé par le cordon des vaisseaux spermatiques; il divise la portion inférieure du *fascia transversalis* en portion externe et portion interne. Cette dernière est la plus résistante.

Cette ouverture, quand l'aponévrose est très forte, est remarquable par sa ressemblance avec celle du muscle grand-oblique ( anneau inguinal, anneau sus-pubien ).

Quoi qu'il en soit, cette ouverture n'existe pas en réalité ; elle est l'entrée évasée du canal inguinal, dans lequel le *fascia transversalis* envoie une expansion en forme de doigt de gant, et qui forme une gaîne au cordon testiculaire ou au ligament rond de l'utérus, suivant qu'on l'étudie sur l'homme ou sur la femme. Cette gaîne, chez l'homme, est recouverte par le crémaster et par du tissu cellulaire. Elle s'étend jusqu'à la tunique vaginale : c'est la tunique propre du cordon.

C'est dans cette gaîne que sont contenues les hernies inguinales quand elles traversent toute l'étendue du canal inguinal.

C'est la dernière couche que le bistouri doit inciser avant d'arriver jusqu'au sac. Elle peut cependant ne point exister, soit parce qu'elle a été rompue hors du canal inguinal, ou parce que la hernie s'est faite directement sans traverser toute l'étendue du canal.

Ce canal si important sera examiné avec beaucoup de détail lorsque nous aurons pris connaissance des autres aponévroses de l'abdomen. Ce sera, ainsi que le canal crural et autres ouvertures naturelles de cette cavité, une des parties les plus intéressantes de l'histoire des aponévroses.

# FASCIA ILIACA.

Cette membrane fibreuse a été ainsi nommée par Astley Cooper.

Elle est la continuation du feuillet fibreux très mince qui part du ligament cintré du diaphragme et de l'arcade fibreuse qui embrasse l'extrémité supérieure du muscle psoas.

Cette lame s'épaissit sensiblement en descendant vers la fosse iliaque. Dans cette fosse, ses fibres sont principalement dirigées en travers. Forte, dense, peu extensible, elle se dédouble près de la crête coxale, pour embrasser l'artère circonflexe antérieure ; elle se fixe à la lèvre interne de cette crête, et se continue dans ce point avec le *fascia transversalis*.

En dedans, son épaisseur diminue sur la portion charnue du muscle psoas, et augmente sur sa portion tendineuse. Quand le petit-psoas existe, l'aponévrose se confond avec son tendon, ou plutôt ce tendon, épanoui dans les lames de l'aponévrose, concourt à lui donner plus de force.

Quoi qu'il en soit, elle bride ces muscles, se glisse au-devant d'eux, derrière l'artère et la veine iliaque, adhère d'une manière intime au pourtour du détroit supérieur du bassin, pour se continuer avec l'aponévrose qui tapisse cette excavation (*fascia pelvia*).

Intérieurement elle s'est épaissie, s'est relevée légèrement dans sa moitié externe, pour se continuer avec le bord postérieur du ligament de Fallope, depuis l'épine iliaque antérieure et supérieure jusqu'à environ huit lignes en dehors de l'artère crurale. C'est alors qu'elle abandonne le ligament de Fallope, passe sous les vaisseaux cruraux, se fixe sur la crête pectinéale, et arrive à l'épine du pubis, après s'être réunie de nouveau au ligament de Fallope. En passant sous les vaisseaux cruraux, l'aponévrose laisse ordinairement détacher une de ses lames, qui se roule sur leur face antérieure, de manière à leur former une gaîne qui se confond bientôt avec celle qu'ils ont reçue du *fascia propria*. (V. plus bas.)

D'après ce que nous avons vu jusqu'ici, le *li-*

*gament de Fallope ou de Poupart* peut être considéré, dans son bord postérieur comme se divisant, et donnant naissance à deux membranes fibreuses, dont l'une, qui se relève sur la face postérieure du muscle transverse, est le *fascia trasversalis*, ou *ascendens*, ou *reflexa ;* l'autre s'abaisse sur la fosse iliaque, c'est le *fascia iliaca*. Nous avons vu que celui-ci présentait sous le ligament de Fallope une interruption, une ouverture, qui le séparait en portion externe et portion interne. Cette ouverture est l'orifice abdominal du canal crural, dont nous verrons plus bas la description.

Le petit psoas, comme il a été dit, se fixe sur le côté du bassin, et s'épanouit dans le *fascia iliaca :* il est donc le tenseur de cette aponévrose. Aussi doit-on chercher à le relâcher par la flexion de la cuisse sur le bassin, quand on veut réduire ou débrider une hernie crurale.

Le *fascia iliaca* concourt donc à la formation du canal crural, et, par son moyen, se continue avec le feuillet profond de l'aponévrose crurale, ainsi qu'il sera dit lors de la description de celle-ci.

Quant à la manière dont le *fascia iliaca* se comporte à l'égard des muscles psoas et iliaque, voici ce que la dissection apprend. Il représente la moitié antérieure d'une espèce de sac ouvert par ses deux extrémités, c'est-à-dire que cette aponévrose est insérée en dehors sur toute la longueur de la crête iliaque jusqu'à l'épine antérieure et supérieure, en dedans sur le côté des dernières vertèbres lombaires, sur la marge du bassin jusqu'à la crête pectinéale, en bas sur le bord postérieur du ligament de Fallope, et se prolonge en haut, en devenant de plus en plus mince, sur les muscles psoas. Ce sac, étroit en haut, très large au milieu, redevient étroit en bas, pour se continuer à la cuisse, au moyen d'une ouverture formée d'une part par le bord antérieur de l'os coxal, depuis l'épine antérieure et supérieure de l'os des îles jusqu'à l'éminence ilio-pectinée, et de l'autre par la moitié externe du ligament de Fallope.

Cette ouverture est elliptique comme l'anneau crural, et n'en est séparée que par la portion du *fascia iliaca* qui descend du ligament de Fallope sur le corps du pubis. Elle présente deux angles : l'un externe, plus élevé, se trouve près de l'épine iliaque antérieure et supérieure ; l'autre interne, sur un plan plus inférieur, tombe sur l'éminence ilio-pectinée. Cette ouverture se rétrécit de plus en plus en formant un canal qui se termine au petit trochanter.

Ce canal est entièrement rempli par la masse des psoas et iliaque, qui vont se fixer à cette éminence. On y trouve aussi le nerf crural et la branche inguino-cutanée du plexus lombaire.

D'après la disposition du *fascia iliaca*, nous voyons que les muscles psoas et iliaque sont bridés par cette aponévrose, et qu'il existe un long canal osso-fibreux depuis le diaphragme jusqu'au petit trochanter, canal moulé sur le psoas dans sa portion supérieure, où elle est mince, élargie à sa partie moyenne pour recouvrir la fosse iliaque et le muscle qui la remplit, enfin inférieurement terminée en pointe en dehors du bassin pour aller se fixer au petit trochanter.

C'est par la disposition de ce canal que l'on peut concevoir parfaitement bien l'arrivée du pus dans l'aine et à la partie interne et supérieure de la cuisse, par suite de la carie des vertèbres dorsales lombaires, ou l'inflammation des muscles psoas, iliaque, etc., etc.

Ce canal est nommé *canal iliaque*.

# FASCIA PELVIA.

Cette aponévrose est une des plus importantes du corps. Avant M. J. Cloquet, on n'avait sur elle que des notions très vagues; depuis lui, elle a été étudiée avec plus de soin et de détail encore par plusieurs autres anatomistes, et entre autres par M. Bouvier, M. Carcassonne, de Montpellier, M. Blandin, etc.

Elle forme dans l'excavation du petit bassin un véritable cul-de-sac, qui soutient de toutes parts le péritoine, et présente seulement des ouvertures pour le passage de divers organes, ainsi que nous le verrons. Elle est fixée à la marge du bassin, et se continue sur les côtés avec le *fascia iliaca*.

Cependant une espèce de *bandelette* ou *ruban transversal*, fixé sur le contour de l'excavation, la sépare de la couche qui tapisse la fosse iliaque, tout-à-fait en avant. Elle est unie à la face postérieure du pubis, et à sa branche horizontale elle n'est séparée de celle du côté opposé que par un intervalle d'un demi-pouce environ, derrière la symphyse du pubis.

En arrière, cette aponévrose naît insensiblement de la face antérieure du sacrum, et au-devant des trous sacrés antérieurs.

En avant elle est disposée de telle sorte, que ses fibres forment d'abord deux petits cordons qui descendent sur le col de la vessie et la prostate, en venant du pubis : ce sont les ligaments vésicaux antérieurs, ou pubis vésicaux, entre lesquels se trouve une petite excavation remplie de graisse, qui donne passage aux veines dorsales de la verge.

Au niveau du trou sous-pubien, le *fascia pelvia* présente une ouverture qui donne passage aux vaisseaux et aux nerfs obturateurs.

Cette ouverture est l'orifice pelvien d'un canal qui va s'ouvrir entre les muscles profonds de la cuisse, et par lequel les viscères peuvent s'échapper en dehors et faire hernie. Néanmoins, cette ouverture est trop petite pour laisser passer souvent et facilement les viscères ( hernies obturatrices ). Le *fascia* se relève ensuite de chaque côté pour tapisser toute la face pelvienne du muscle releveur de l'anus, jusque sur les côtés du rectum et de la vessie, de manière à passer entre ces deux viscères et l'intestin, et constitue ainsi une large lame percée par ces deux organes. C'est cette aponévrose qui a été nommée *recto-vésicale* par M. Carcassonne ; c'est *l'aponévrose périnéale supérieure*. Tout-à-fait en arrière et sur les côtés elle est percée d'une autre ouverture pour le passage du nerf lombo-sacré et des *vaisseaux fessiers*, et d'une autre pour les artères honteuses et le nerf sciatique. Cette aponévrose appuie sur le muscle releveur de l'anus, le pyramidal, l'obturateur interne, le plexus sacré et les organes médians du périnée. Elle est recouverte par le péritoine. En dehors, à la naissance du muscle releveur de l'anus, le *fascia pelvia* s'est divisé en deux feuillets. L'un d'eux, qui a tapissé toute la face supérieure du muscle releveur de l'anus, est, comme nous l'avons dit, ce feuillet qui a été nommé *aponévrose recto-vésicale*, ou aponévrose périnéale supérieure, dénomination qui nous semble mieux lui convenir que toute autre. L'autre feuillet, qui est inférieur, passe sous le muscle releveur de l'anus, et tapisse sa face inférieure :

c'est lui qui a été désigné sous les noms de *li-gament périnéal* par Carcassonne, de *ligament triangulaire* de l'urèthre par Colles, et d'aponévrose périnéale moyenne, nom sous lequel il convient mieux de le désigner.

Camper l'avait déjà décrit, ainsi que d'autres anatomistes du dernier siècle. (Voir *Mémoires et prix de l'Académie de chirurgie.*)

M. Bouvier s'en est aussi beaucoup occupé.

Voici sa disposition.

Elle naît en arrière et en dehors de la précédente, et n'en est qu'un feuillet, ainsi qu'il a été dit, qui se sépare de la périnéale supérieure au moment de la naissance du muscle *releveur de l'anus*, qui est fixé lui-même dans l'angle de séparation des deux feuillets; en avant elle se fixe sur l'interstice des branches de l'arcade pubienne, et là se confond avec le ligament pubien inférieur; elle se porte sur les côtés du bulbe de l'urèthre, qu'elle fixe sur la ligne médiane, arrive à la marge de l'anus, se prolonge entre les organes digestifs, urinaires et génitaux, de manière à former un second plan percé pour eux, comme l'aponévrose périnéale supérieure. Un trou constant existe sous la symphyse du pubis, et donne passage aux veines et artères dorsales du corps caverneux.

En dehors, elle fournit presque au moment de sa naissance un feuillet fibreux très fort qui descend perpendiculairement sur les côtés du bassin, et va se terminer sur le bord interne du grand ligament sacro-sciatique, feuillet qui bride dans ce point le muscle obturateur interne, et retient contre la branche de l'ischion le tronc honteux interne, qui est renfermé dans son épaisseur. Entre ces deux feuillets, qui sont une division de l'aponévrose périnéale moyenne, ainsi que nous le voyons, se trouve une excavation triangulaire dont la base se trouve en bas et qui est remplie de tissu cellulaire graisseux.

*L'aponévrose périnéale* inférieure ou superficielle, qu'il faut bien distinguer de la couche fibro-celluleuse sous-cutanée fournie par le *fascia superficialis* général, est une dépendance du *fascia pelvia*. M. Bouvier, qui ne l'a point décrite convenablement, propose de la nommer *ano-uréthrale*.

Elle naît, en arrière, au-devant de l'anus, entre les tubérosités sciatiques de la face inférieure de l'aponévrose périnéale moyenne ; sur les côtés elle se fixe très fortement sur la lèvre externe de l'arcade pubienne, en se continuant avec le ligament pubien inférieur ; en avant elle se continue avec le *dartos ;* dense en arrière, faible en avant, elle se trouve placée comme pour séparer de l'anus les organes génitaux et urinaires par sa face supérieure. Elle recouvre le bulbe de l'urèthre, les racines du corps caverneux et ses muscles, et donne insertion au muscle bulbo-caverneux. La face inférieure reçoit les fibres de l'extrémité antérieure du sphincter de l'anus.

L'aponévrose périnéale inférieure contient dans son épaisseur les vaisseaux et nerfs superficiels du périnée ; quelquefois cependant ils sont à sa face inférieure.

D'après les divisions du *fascia pelvia* en plusieurs feuillets secondaires, aponévrose périnéale supérieure, aponévrose périnéale moyenne, aponévrose périnéale inférieure, on voit que les divers organes très importants qui entrent dans la composition du périnée sont séparés les uns des autres par des feuillets qui forment autant de cloisons.

Ainsi, en procédant de la peau au péritoine, nous trouvons les organes ainsi disposés, relativement aux aponévroses.

Entre l'aponévrose périnéale inférieure ou superficielle et la périnéale moyenne nous trouvons,
chez l'homme :

Les muscles bulbo-caverneux, ischio-caver-
neux, transverse; le bulbe de l'urèthre, la
moitié de sa portion membraneuse, les racines du corps caverneux du tissu cellulaire, et
quelques petits vaisseaux.

Les vaisseaux et nerfs superficiels du périnée sont sous l'aponévrose périnéale inférieure
ou dans son épaisseur.

Entre l'aponévrose périnéale moyenne et la
supérieure on trouve :

Le muscle releveur de l'anus, une partie de
la portion membraneuse de l'urèthre, les glandes de Litre et de Cooper, la prostate, la portion prostatique de l'urèthre, et le col de la
vessie, couvert par les veines dorsales de la
verge en haut, et les muscles de Wilson.

On trouve sous l'aponévrose périnéale moyenne ou dans son épaisseur l'artère transverse ou
bulbeuse, marchant transversalement, quatorze
lignes au-devant de l'anus.

Entre l'aponévrose périnéale supérieure et
la moyenne, la vessie et le rectum sont séparés
l'une de l'autre par la vésicule séminale et le

conduit déférent placé en dedans de la première.

Nous n'avons parlé des aponévroses péri-néales que chez l'homme ; chez la femme ces parties sont les mêmes, si ce n'est qu'elles sont moins fortes, moins épaisses, et moins résis-tantes.

Chez la femme, l'aponévrose périnéale pré-sente de plus que chez l'homme une large ou-verture qui circonscrit la vulve ; et cette aponé-vrose, qui soutient le périnée de la femme, est quelquefois assez forte pour résister long-temps pendant l'accouchement, en empêchant la di-latation de la vulve ; elle est quelquefois assez forte pour gêner l'introduction de la main dans le rectum ou le vagin, surtout chez les fem-mes qui accouchent pour la première fois.

Les considérations chirurgicales que l'on peut tirer de la disposition anatomique des aponévroses périnéales sont applicables aux *her-nies*, aux infiltrations urineuses, aux fistules à l'anus, à la taille sous-pubienne, etc., etc.

Le point que tapisse l'aponévrose recto-vé-sicale ou périnéale supérieure dans l'excavation pelvienne est, malgré la présence de cette apo-névrose, l'endroit le plus faible de cette exca-vation ; c'est par lui que se font les hernies périnéales qui apparaissent entre le rectum et la vessie.

Relativement aux fistules urinaires et aux infiltrations urineuses, on observe que celles qui ont lieu par la rupture de l'urèthre ne peuvent arriver dans le tissu cellulaire placé au-devant de l'anus, l'aponévrose périnéale inférieure ayant établi entre l'anus et les organes génitaux une cloison qui les sépare, et qui met un obstacle très grand à la progression des fluides, et les force de s'étendre dans les bourses, la face des cuisses, et quelquefois même jusque dans la paroi abdominale antérieure. C'est par le moyen de cette aponévrose périnéale inférieure qu'on explique ces épouvantables infiltrations qui s'étendent au loin, tandis que des parties contiguës au siége principal du mal en sont exemptes : de là la rareté des fistules urinaires dans le voisinage de l'anus.

Relativement à l'opération de la taille sous-pubienne, quels que soient les méthodes ou procédés, nous voyons combien, pour arriver jusqu'à la vessie, on est obligé d'inciser de feuillets fibreux. On explique par leur présence et leur disposition comment les infiltrations urineuses qui en sont quelquefois les suites peuvent se faire dans tel ou tel sens.

Relativement au cathétérisme, nous avons vu que l'aponévrose périnéale moyenne, assez résistante, était percée d'une ouverture pour le passage de l'urèthre : cette aponévrose, par sa résistance, peut mettre obstacle à l'introduction de la sonde, pour peu que l'on devie à droite ou à gauche.

Les infiltrations urineuses dépendantes de la crevasse de l'urèthre ne peuvent pénétrer dans l'excavation du bassin, à cause des feuillets divers du *fascia pelvia.*

Le tronc de l'artère honteuse interne se trouve, ainsi qu'il a été dit, fixé et caché par un feuillet du *fascia pelvia* contre la branche de l'ischion : c'est ce qui fait qu'il est extrêmement difficile de la blesser, et qu'il faudrait pratiquer l'opération de la taille contre toutes les règles de l'art pour produire un pareil accident.

Nous avons vu que l'aponévrose périnéale moyenne, en envoyant un feuillet recouvrir le muscle obturateur interne, interceptait un espace triangulaire limité par des feuillets fibreux et rempli de tissu cellulaire graisseux : c'est l'*ex-*

*cavation* ischio-rectale , ainsi que l'a nommée M. Velpeau. Lors de la suppuration et de la fonte du tissu cellulaire qui la remplit, la cicatrisation deviendra des plus difficiles , parce que les parois du foyer ne pourront plus être en contact. C'est ce qui se voit quelquefois dans les fistules à l'anus , lorsque l'inflammation et la suppuration ont détruit ce tissu cellulaire. L'opération ne fait souvent rien contre ces fistules : il faut que la reproduction du tissu cellulaire graisseux ait lieu , pour qu'elles guérissent , et cela ne peut avoir lieu que par le retour de l'embonpoint, qu'on doit alors chercher à procurer par tous les moyens possibles , tels que l'habitation à la campagne , les bons aliments, etc. , etc.

# FASCIA PROPRIA.

Au-dessous du péritoine, on trouve constamment une assez grande quantité de tissu lamelleux. Chez beaucoup de sujets, cette couche forme une membrane qui revêt quelquefois le caractère fibreux d'une manière très évidente; mais elle n'est au fond que la continuation de la couche celluleuse sous-péritonéale. En la prenant sur le milieu de la fosse iliaque, par exemple, on voit qu'il est facile de la suivre au-dessus de la crête coxale, entre la membrane séreuse et le muscle transverse, où elle finit par se confondre avec le *fascia transversalis*, en remontant vers les reins. Elle prend un peu plus d'épaisseur et de souplesse en dehors de la saillie interne du muscle *psoas*. Cette couche est ce qu'on nomme *fascia propria*.

Entre l'épine antérieure et supérieure de l'os des îles et le rachis, la couche est très dis-

tincte et n'adhère au péritoine ainsi qu'à l'aponévrose iliaque qu'au moyen de lamelles celluleuses très souples et très extensibles, et dans
lesquelles on remarque souvent des vésicules
adipeuses molles et d'un assez gros volume.
En passant sur la surface antérieure du psoas,
ses lames s'écartent pour former une gaîne aux
vaisseaux spermatiques. Les vaisseaux iliaques
en reçoivent une toute semblable. Près des fos-
ses iliaques, les artères circonflexes de l'ilium
épigastrique, l'artère ombilicale, et le canal
déférent, s'en enveloppent aussi. Dans cet endroit on trouve à la diviser facilement en deux
lames, dont l'une remonte avec le péritoine
et les vaisseaux sur la face interne du muscle
transverse; l'autre, plus mince, forme une espèce de toile qui tapisse le fond de la fossette
iliaque interne, se prolonge dans le canal crural, et finit par se perdre dans le *fascia superficialis* de la cuisse, en passant par son ouverture inférieure. Il s'est épanoui en dedans sur la
face postérieure du ligament de Gimbernat,
sur celle du ligament de Poupart, et semble
se continuer avec le *fascia transversalis*, au-
dessus de ce dernier.

Le *fascia propria* n'est, entre le péritoine et

les parois de l'abdomen, qu'une répétition du *fascia superficialis*, placé comme nous l'avons vu sous la peau.

Tantôt mince, tantôt épais; simple dans presque toute son étendue, bifolié dans quelques points seulement; ici adhérent et confondu avec d'autres lames, là au contraire souple, distinct, et facile à isoler, dans chaque point de l'abdomen il varie par quelques uns de ces caractères. Mais c'est toujours la même couche, et c'est par son moyen et à cause de sa continuité que les produits de l'inflammation fusent et se promènent pour ainsi dire d'une partie à l'autre avec la plus grande facilité, et cela d'autant mieux que cette couche est moins serrée. Elle est séparée du *fascia transversalis* et du péritoine par des lamelles celluleuses très minces.

Chez certains sujets, on a vu cette couche cellulo-fibreuse plus forte que le *fascia transversalis*, et c'est cette disposition anatomique assez rare qui a fait croire à quelques auteurs que cette dernière aponévrose se prolongeait derrière le muscle droit.

Cette couche fibro-celluleuse, nommée *fascia propria*, renferme des vésicules adipeuses, dont le pédicule est fixé sur le péritoine. En s'échappant à travers les canaux vasculaires, les éraillements, et autres ouvertures nombreuses que présentent les aponévroses situées au-devant d'elle, il en résulte des hernies graisseuses, et par suite des hernies viscérales.

Cette couche forme une gaîne à tous les nerfs et aux uretères. Elle s'interpose entre le péritoine et la vessie, où elle constitue la tunique nerveuse des anciens, ou bien la membrane fibro-celluleuse de quelques modernes ; elle en fait autant sur le rectum, enveloppe les ganglions lymphatiques, est séparée de l'aponévrose pelvienne par des lamelles celluleuses plus lâches et très extensibles, qui renferment ordinairement des vésicules graisseuses très molles ; en un mot elle se trouve partout, entre les parois du bassin et les organes que renferme cette cavité, entre ces organes et la séreuse abdominale ; enfin elle double tout le péritoine.

Très lâche sur les côtés et en avant, elle favorise singulièrement les inflammations phlegmoneuses, dont les produits se transportent par son moyen avec une grande facilité d'un point à l'autre. En arrière du rectum le *fascia propria* se confond avec le périoste et la terminaison de l'aponévrose pelvienne ; c'est elle qui s'épaissit, devient lardacée à la suite des maladies lentes du péritoine, et qui permet au pus de fuser des régions lombaires iliaques, etc., etc., dans le bassin ; c'est elle enfin qui transmet dans la partie profonde des membres abdominaux la sérosité infiltrée sous le péritoine.

La couche s'est aussi engagée dans le canal inguinal, où elle se confond avec la tunique, qui, après s'être détachée du *fascia transversalis*, forme l'enveloppe propre du cordon.

# APONÉVROSE MUSCULAIRE

## DE L'ABDOMEN.

Nous désignons sous ce nom cette vaste aponévrose qui donne insertion et sert en même temps d'enveloppe et de gaîne aux larges muscles de l'abdomen, qui forme le canal inguinal, l'arcade crurale, contribue à la formation du canal crural, etc., etc. Elle nous offre beaucoup d'objets intéressants à étudier.

Tous les divers feuillets qui la constituent, et que nous allons voir en détail, viennent de la ligne blanche, de ce cordon fibreux médian étendu de l'appendice xiphoïde au pubis.

La première couche ou le premier feuillet que l'on rencontre est l'aponévrose du muscle grand-oblique. Les fibres principales suivent la direction du muscle, et inférieurement vont former le ligament de Poupart ou de Fallope, ou ilio-pubien, l'arcade crurale, en un mot.

Né de la ligne blanche qui sera décrite tout à l'heure, ce feuillet marche simple jusqu'au bord externe du muscle droit. Là, il s'unit à une lame donnée par le muscle petit-oblique, à son bord interne. Cette lame du petit-oblique, simple d'abord, se dédouble en arrivant en dehors du même muscle droit; une de ses lames s'unit très intimement au feuillet du muscle grand-oblique, et passe avec lui au-devant du sterno-pubien; l'autre lame, qui est postérieure, s'unit à l'aponévrose du transverse, qui vient du bord interne de ce dernier muscle, et qui, réunie à celle du muscle petit-oblique, passe derrière le muscle droit pour arriver à la ligne blanche, où elle rejoint le feuillet antérieur.

Mais cette disposition n'existe point dans toute l'étendue de la paroi abdominale. En effet, l'aponévrose dite du muscle transverse antérieurement ( pour la distinguer de celle qui existe en arrière et s'insère au rachis ) cesse d'être distincte dans son cinquième inférieur derrière le muscle droit, qui n'est plus alors séparé du péritoine que par le *fascia propria*.

L'épais *fascia* du ventre est donc composé de

trois couches, une pour chacun des trois muscles larges de l'abdomen, couches qui se réunissent de telle sorte que l'aponévrose du petit-oblique bifoliée est unie en avant avec celle du grand-oblique pour passer au-devant du muscle droit, en arrière avec celle du transverse pour passer derrière ce même muscle, et pour aller en définitive se réunir à la ligne blanche. Il en résulte que le muscle droit est dans une gaîne formée seulement de deux feuillets.

C'est donc la ligne blanche qui est le rendez-vous commun de toutes ces lames ; elle forme en conséquence une sorte de corde fibreuse ou de tendon à fibres pararellèles, qui s'étend de l'apophyse ensiforme à la symphyse du pubis. Elle peut être considérée comme le centre de tous les éléments fibreux du ventre, centre qui se continue supérieurement avec les couches apo-névrotiques entre lesquelles se trouve placé le sternum, inférieurement avec le tissu fibreux qui existe au-devant du bassin, et par suite avec les aponévroses de la cuisse.

Plus ou moins tendu entre ces deux points principaux d'insertion, ce tendon sert à borner leur écartement, et sous ce rapport on voit que sa section transversale ne serait pas sans incon-vénients.

Ces fibres étant presque toutes parallèles à l'axe du corps, il en résulte que, chez les personnes dont le ventre acquiert un grand volume, telles que les femmes grosses, les individus atteints d'ascite, ces fibres s'écartent et donnent lieu à la formation des hernies de la ligne blanche, hernies que l'on nomme *éventrations*, et qui ont pour caractère particulier de ne point s'étrangler, parce que la poche reste plus large à son ouverture qu'à son fond.

La ligne blanche est plus large et moins épaisse, dans sa partie supérieure qu'inférieurement, où elle est beaucoup plus resserrée. Dans cette partie supérieure, ses fibres sont entrecroisées et semblent démontrer que celles de l'aponévrose d'un côté traversent la ligne médiane pour se porter du côté opposé. Elles s'éraillent moins facilement qu'ailleurs, quoiqu'elles n'offrent pas autant de résistance, parce qu'elles sont moins exposées aux tractions violentes que les autres points du ventre.

Quoi qu'il en soit, lorsque ces éraillements ont lieu, les individus sont exposés aux hernies épigastriques, dans lesquelles l'estomac peut s'engager, ainsi que beaucoup d'observations le prouvent.

Ces éraillements ont lieu plutôt sur les côtés de la ligne médiane que sur la ligne médiane elle-même, surtout en approchant de l'appendice xiphoïde, attendu que là, le feuillet du grand-oblique existant presque seul, l'aponévrose ne peut offrir qu'une résistance très faible.

Au surplus, l'épaisseur et la résistance de la ligne blanche à sa partie inférieure sont sujettes à varier, ainsi qu'il a été dit, pendant l'ascite, la gestation, etc.

Lorsque l'écartement des fibres de la ligne blanche qui a lieu par suite de ces distensions du ventre s'est renouvelé plusieurs fois, et que la cause qui l'a produit disparaît, le ventre reste ordinairement plus gros, ses parois sont plus flasques, en sorte que, dans les grossesses subséquentes, la matrice se renverse au-devant du pubis au point de sortir presque entièrement du bassin, et de produire ainsi une énorme hernie ventrale de l'utérus.

Dans la région ombilicale, la ligne blanche est très forte; elle est plus large au point où se trouve l'ombilic qu'au-dessus et au-dessous de cette ouverture, qui, chez le fœtus, fait communiquer le ventre avec le placenta par le moyen du cordon ombilical, pendant le développement

de l'embryon. Ce cordon renferme plusieurs organes, et entre autres le canal digestif. Cette
disposition explique d'une manière très simple
et fort naturelle l'existence des exomphales de
naissance, des hernies ombilicales chez des fœtus
de quatre, cinq, six, sept et huit mois : le canal digestif en effet n'est pas rentré alors dans le
ventre à l'époque voulue par les lois habituelles
de l'organisme, et l'ouverture ombilicale s'est
resserrée trop tôt et plus qu'il ne convenait.

A sa naissance, l'ombilic est encore disposé
à donner passage aux viscères, en sorte que par
précaution on ne doit point appliquer de ligature sur le cordon avant d'avoir examiné sa racine et repoussé dans le ventre les organes qui
pourraient s'y trouver contenus et qu'il ne
doit pas renfermer dans l'état normal. A cette
époque la demi-circonférence supérieure de l'ouverture ombilicale forme une arcade fibreuse
déjà très forte et qui n'adhère à la veine ombilicale que par un tissu cellulaire assez souple ; en
bas au contraire les fibres sont entremêlées d'une
manière beaucoup moins régulière, mais adhè-
rent plus fortement aux artères ombilicales.

A la chute du cordon il y a ordinairement
un cicatrisation très solide ; quelquefois cepen-

dant cette cicatrice ne se fait pas d'une manière aussi prompte, et conserve une certaine laxité ; on la voit même élargie de telle sorte qu'on peut y introduire l'extrémité du doigt à travers la peau, en sorte qu'après la chute du cordon les hernies sont très faciles et se font par l'ouverture ombilicale, tandis que plus tard elles deviennent très difficiles et ne se font plus de cette manière : elles ne peuvent plus avoir lieu qu'aux environs du nœud ombilical et à travers un écartement de l'aponévrose. Le pourtour de la cicatrice présente moins de solidité que la cicatrice elle-même, à la puberté.

En effet, l'entrecroisement des fibres aponévrotiques laisse plusieurs petites ouvertures naturelles qui s'agrandissent par la distension, et à travers lesquelles s'échappent les viscères. Ces écartements naturels sont remplis par des pelotons adipeux dont les pédicules sont fixés sur le péritoine : ce sont ces pelotons qui donnent naissance d'abord aux hernies graisseuses, et celles-ci, par suite, aux hernies viscérales.

Quand la hernie se fait par l'anneau ombilical, la tumeur est petite et ordinairement arrondie ; l'étranglement arrive promptement, attendu que l'ouverture est forte, non extensible

et très étroite. Si au contraire les organes s'é-
chappent par un éraillement de la ligne blanche,
la hernie peut devenir très volumineuse. Sa forme
alors est oblongue, et rarement cette tumeur
s'étrangle, parce que l'ouverture qui lui donne
passage est très grande, et que les fibres aponévrotiques qui la circonscrivent sont très peu
serrées.

Dans l'hypogastre, la ligne blanche peut également céder et présenter aussi des hernies ventrales.

Maintenant que nous avons connaissance du
centre des éléments fibreux du ventre, nous allons dire quelques mots de la structure des feuillets qui en émanent, et spécialement de l'aponévrose du muscle grand-oblique.

Dans la région épigastrique, l'aponévrose du
muscle grand-oblique ne se réunit à celle du
transverse que sur la ligne blanche; ses fibres
sont disposées de manière à représenter une véritable tissure; elle n'offre qu'un très petit nombre d'ouvertures vasculaires.

Dans cette région l'aponévrose du petit-oblique ne présente rien de particulier; elle ne s'y
trouve qu'en très petite portion. Il en est de
même de celle du transverse. Cette dernière est

triangulaire, et cachée presque entièrement par le muscle droit.

Dans la région ombilicale, l'aponévrose abdominale présente tous les caractères qui la distinguent. On y trouve distinctement les lames fibreuses émanées de la ligne blanche, et destinées aux divers muscles de l'abdomen.

Celle du muscle grand-oblique est étendue, forte et résistante.

Dans la partie supérieure de la région hypogastrique, l'aponévrose abdominale se comporte comme dans la région ombilicale. Ainsi le feuillet du grand-oblique, en arrivant au bord externe du muscle droit, continue de s'unir à l'aponévrose du muscle petit-oblique, et se dédouble en dehors du muscle pyramidal pour engaîner ce faisceau avant de se rendre sur la ligne médiane; mais les muscles transverse et petit-oblique ne continuent pas à envoyer leur feuillet derrière le muscle sterno-pubien, ce qui dépend de ce que le premier de ces muscles ne descend pas jusqu'en bas, et non point, comme on le répète généralement, de ce que le feuillet postérieur de la gaîne du muscle droit se place en avant.

Dans le reste de la région hypogastrique, l'aponévrose du muscle grand-oblique est très

forte ; elle est nacrée, opaque, et ne laisse aper-
cevoir aucune trace de fibres charnues à travers
son épaisseur. Elle est formée de deux ordres de
fibres. Les unes suivent la direction primitive des
fibres musculaires, c'est-à-dire qu'elles sont obliques en bas et en dedans. Elles représentent presque toujours des bandelettes plus ou moins distinctes, bandelettes plus écartées en dedans qu'en
dehors, et laissent voir entre elles le tissu charnu
du muscle petit-oblique. Cet écartement est
quelquefois d'une et même de plusieurs lignes,
surtout en bas. Il en résulte alors un amincissement de l'aponévrose, amincissement qui peut
être porté assez loin pour que les viscères, pous-
sés par l'action des muscles, viennent constituer
au-dessus du pli de l'aine une sorte de tumeur
oblongue, de bourrelet cylindroïde qu'on pourrait ranger dans la classe des hernies ventrales,
et qu'il faut se garder de confondre avec les
hernies inguinales.

Une de ces bandelettes est étendue de l'épine
antérieure et supérieure de l'os des îles au tuber-
cule du pubis, et forme ainsi ce qu'on pourrait
nommer la bandelette ilio-pubienne. C'est le
*ligament de Fallope* ou *de Poupart*.

Pour décrire convenablement ce ligament, on

peut, comme M. Velpeau l'a fait dans son *Traité d'anatomie chirurgicale*, lui reconnaître trois bords. L'un, inférieur et antérieur, est le bord fémoral, qui se continue avec le feuillet superficiel de l'*aponévrose fasciolata*. Le second est antérieur et abdominal; il se continue sans ligne de démarcation bien tranchée avec les bandelettes précédemment indiquées, et qui tombent obliquement jusqu'à deux pouces ou un pouce et demi seulement en dehors de la symphyse pubienne. Dans ce point les bandelettes supérieures, qui appartiennent encore réellement à l'aponévrose du muscle *grand-oblique*, et le *ligament de Fallope* proprement dit, s'écartent de manière que les premières passent par-dessus le cordon testiculaire chez l'homme, et le ligament rond de l'utérus chez la femme, pour aller se fixer au-devant du corps de l'os pubis, en s'entrecroisant avec des bandelettes semblables du côté opposé, sur la face antérieure de la symphyse, tandis que le second glisse au-dessous de ces parties, pour venir se fixer à l'épine du pubis. De cet écartement résulte l'*anneau inguinal*, donnant passage, chez l'homme, au cordon testiculaire, et chez la femme, au ligament rond. C'est par cet anneau que se forment les hernies dites inguinales. La bandelette qui circonscrit supérieurement cette ouverture a reçu le nom de *pilier interne*, antérieur ou supérieur, de l'anneau; celle que forme son bord inférieur, celui de *pilier externe*, postérieur ou inférieur.

Le troisième bord du ligament de Fallope, ou le bord pelvien, donne naissance en arrière au *fascia transversalis*. Il est d'abord confondu avec le bord abdominal; mais, à mesure qu'ils s'éloignent de l'épine coxale, ces deux bords s'écartent de telle sorte qu'il reste entre eux une véritable gouttière d'autant plus large et plus profonde qu'on approche davantage de l'anneau inguinal, gouttière dans laquelle s'implantent les fibres du muscle petit-oblique et du transverse, et que parcourent le cordon testiculaire, le ligament rond, etc., suivant qu'on l'étudie chez l'homme ou chez la femme.

Les fibres du second ordre de l'aponévrose du muscle grand-oblique sont en petit nombre, et disposés de telle sorte que, sans elles, les précédentes ne formeraient qu'une toile simplement ourdie, tandis qu'avec elles l'aponévrose représente un tissu complet. Les fibres qui croisent les précédentes à angle droit, et qui sont très évidentes dans la région épigastrique, deviennent plus rares en descendant ; elles sont peu apparentes chez la femme et chez l'enfant ; chez l'homme adulte elles sont souvent visibles près de l'anneau inguinal et dans l'écartement de ses piliers. Là, elles rétrécissent l'anneau, et font quelquefois disparaître tout-à-fait son angle externe et supérieur.

Ce sont elles qui s'appliquent sur le cordon, et, en s'étendant et se multipliant, vont lui former une gaîne particulière. Avant d'entrer dans la région hypogastrique, l'aponévrose du muscle grand-oblique a reçu celle du petit-oblique, et sert de point d'appui aux fibres de ce muscle, tout-à-fait en bas.

L'aponévrose abdominal se continue supérieurement sur le thorax. Nous la suivrons sur cette partie quand nous parlerons des aponévroses qui entrent dans la composition de la paroi de cette cavité.

C'est dans l'épaisseur et entre les divers feuillets de l'aponévrose abdominale que se trouve le canal inguinal, dont nous allons nous occuper actuellement.

# CANAL INGUINAL.

Ce n'est point un simple anneau traversé par le cordon pour se porter de l'abdomen au scrotum, comme on l'a dit fort long-temps, mais bien un véritable canal parcouru par le cordon testiculaire chez l'homme, et sa gaîne, formée par la *fascia transversalis*; par le *fascia propria*, par le ligament rond chez la femme; par le muscle crémaster, qui forme la tunique érythroïde; par le *gubernaculum testis* chez l'embryon; traversant la partie inférieure de la paroi abdominale antérieure obliquement de haut en bas, de dehors en dedans et d'arrière en avant. Comme canal, il est long de deux pouces à deux pouces et demi environ. De la partie interne de son ouverture inguinale à la partie externe de son orifice abdominal ou supérieur, il y a trois pouces, et il y a deux pouces environ de cette dernière à l'épine iliaque antérieure et supérieure.

Chez la femme adulte, le canal inguinal n'est là pour ainsi dire qu'à l'état rudimentaire, et le cordon sus-pubien le remplit presque en totalité. Il suit de cette particularité que, sans être très rares les hernies inguinales dans le sexe féminin sont cependant beaucoup moins fréquentes que les hernies crurales, tandis que chez l'homme on observe le contraire. Dans l'enfance il n'en est pas de même : alors, le trajet que parcourt le cordon testiculaire ou le ligament rond n'étant qu'un simple anneau, les viscères sortent aussi facilement par le canal inguinal chez la petite fille que chez le petit garçon. Plus tard, cette disposition ne se retrouvant plus, le canal inguinal devenant rudimentaire chez la première, et le bassin plus large, la hernie inguinale n'est plus aussi facile, mais par compensation la hernie crurale se trouve favorisée par un autre arrangement des parties.

Le canal inguinal présente plusieurs parois :

1° Une paroi externe, formée par quelques fibres du muscle petit-oblique, et par l'aponévrose du muscle grand-oblique ; elle est très résistante, et cette grande résistance était nécessaire pour contrebalancer les efforts faits par les viscères contenus dans la cavité abdominale.

2º La paroi postérieure est formée par le *fascia transversalis*, qui dans ce point est plus résistant que dans les autres, et par du tissu cellulaire. On peut diviser cette paroi en trois portions.

La première, très peu étendue, se trouve comprise entre l'ouverture supérieure du canal et l'artère épigastrique; et fait partie de la fossette inguinale externe. Toutes les fois que les hernies inguinales s'introduisent par ce point pour former une hernie, la tumeur forme ce qu'on nomme une *hernie inguinale externe*. L'artère épigastrique se trouvant en dedans du collet du sac, on pourra sans danger débrider en dehors.

La deuxième portion est limitée en dehors par l'artère épigastrique; en dedans par l'artère ombilicale; elle correspond à la fossette inguinale interne. Quand les hernies s'introduisent par ce point pour faire hernie, il y a alors *hernie inguinale interne*; et, comme dans ce cas l'artère épigastrique se trouve en dehors du collet du sac, il en résulte que l'on peut sans danger débrider en dedans.

La troisième portion de la paroi postérieure

s'étend de l'artère ombilicale au bord externe du tendon du muscle droit, et forme le fond d'un petit creux triangulaire par lequel les hernies peuvent aussi se former après avoir traversé le *fascia trasversalis* déchiré, et s'être légèrement dirigées en dehors. C'est alors une hernie inguinale directe, ou par rupture.

3° Paroi supérieure. Elle n'existe réellement point, ou du moins elle n'est formée que par les fibres du muscle petit-oblique, remplissant l'espace qui sépare l'aponévrose du grand-oblique du *fascia transversalis*. Il importe de se souvenir que la gouttière qui réunit les parties dans ce sens est souple, et permet d'écarter facilement les deux lames fibreuses : si on n'y faisait point attention, on pourrait, en cherchant à faire la réduction d'une hernie dans l'opération qu'exige cette maladie, décoller ces deux plans très loin dans la paroi abdominale, en essayant de repousser les parties dans le ventre, et produire des abcès par suite de l'inflammation du tissu cellulaire, ou bien laisser ces parties entre les deux plans fibreux, croyant qu'elles sont réduites.

La *paroi inférieure* est formée par la gouttière que forme le *ligament de Poupart* ou *de*

*Fallope*, ou, pour s'exprimer plus justement, par l'aponévrose du muscle grand-oblique, recourbée en arrière pour donner naissance au *fascia transversalis*. Cette gouttière a cinq lignes de largeur près de l'anneau inguinal; en haut et près de l'épine iliaque elle n'est plus qu'un simple bord : elle devient d'autant plus large qu'on approche davantage de l'anneau inguinal.

Cette paroi est la plus forte du canal inguinal; c'est contre elle que le cordon des vaisseaux spermatiques reste appliqué.

Chez les enfants, à la naissance, les deux ouvertures du canal inguinal se correspondent et sont presque vis-à-vis l'une de l'autre. Il n'y a alors véritablement qu'une seule ouverture et point de canal; mais à mesure que l'individu s'accroît, l'orifice abdominal semble se rapprocher de l'os iliaque, tandis que l'orifice externe reste toujours dans les mêmes rapports avec la symphyse du pubis, c'est-à-dire à dix lignes de cette symphyse. Cette différence est expliquée par les changements de dimension du bassin qui ont lieu à cette époque.

De cette disposition anatomique il résulte : 1° que les individus jeunes sont bien plus exposés aux hernies inguinales que les adultes, et en ont réellement plus qu'eux ; qui sont exposés aux causes qui les déterminent ;

2° Que ces maladies guérissent très souvent d'une manière radicale chez les jeunes gens, lorsqu'elles ont été maintenues convenablement pendant un temps plus ou moins long, tandis que plus tard cela est impossible, ou au moins très difficile.

En effet, dans les premiers temps de l'existence, si une hernie inguinale a été exactement maintenue par un bandage, au bout de quelques années, lorsqu'on n'en fait plus usage, les parties qui s'étaient déplacées ne trouvent plus la double ouverture qui leur avait donné passage au moment de leur sortie ; elle s'est convertie en un canal oblique, beaucoup plus difficile à parcourir.

Le canal inguinal présente deux ouvertures ainsi qu'il a été dit, l'une supérieure ou abdominale, l'autre inférieure ou inguinale.

L'orifice abdominal dont il a été déjà question (V. *Fascia transversalis.*) n'est pas à proprement parler une ouverture : c'est l'entrée du canal dans lequel le *fascia transversalis* s'enfonce en envoyant une expansion membraneuse en forme de doigt de gand, qui parcourt le ca-

nal en formant une gaîne au cordon. Cette ouverture présente à sa partie interne un arceau
fibreux quelquefois très fort, sur lequel s'étranglent assez souvent les hernies.

L'orifice inférieur est l'*anneau inguinal* ou
sus-pubien. Cette ouverture est ordinairement
triangulaire. Cette forme est cependant su-
jette à varier. Il présente deux piliers, ainsi qu'il
a été déjà dit : le pilier interne ou supérieur,
mince, large, aplati, inséré au-devant de la
symphyse du pubis , en s'entrecroisant avec
celui du côté opposé ; le pilier externe ou inférieur, arrondi, plus fort que le précédent, se
fixe à l'épine du pubis et à la crête du même
os , par un prolongement qui n'est autre chose
que le *ligament de Gimbernat*.

La base de l'anneau inguinal est formée par
le pubis; ses côtés par les piliers eux-mêmes ;
son sommet est dirigé en haut et en dehors , et
correspond à l'endroit où les fibres de l'aponévrose du muscle grand-oblique se séparent en
deux faisceaux. Ce sommet est mousse , à cause
des fibres aponévrotiques transversales superficielles qui réunissent les deux piliers en les croi-
sant à angle plus ou moins aigu; ces fibres rétrécissent l'anneau, s'opposent à l'écartement des

piliers, et à la distension de l'anneau inguinal.

Le grand diamètre de l'anneau inguinal, parallèle à l'arcade crurale, est dirigé comme celle-ci en haut et en dehors, de sorte que le sommet de cette ouverture regarde l'épine iliaque, tandis que sa base regarde le pubis.

Le contour de l'anneau inguinal donne naissance à une expansion fibreuse très fine qui embrasse le muscle crémaster, et ne tarde pas à se perdre sur le cordon testiculaire.

L'anneau inguinal a moins d'étendue et ses piliers sont plus minces chez la femme que chez l'homme. Quelquefois il forme une ouverture très étroite et arrondie qui embrasse le cordon testiculaire ou le ligament rond ; d'autres fois il est très allongé, et le cordon spermatique sort de son angle externe en se réfléchissant sur le pilier inférieur à une certaine distance du pubis. M. J. Cloquet ( *Recherches anatomiques sur les hernies de l'abdomen*, 1817.) a vu les piliers ne se réunir qu'à un ou deux pouces de l'épine iliaque.

La résistance de cette ouverture est très variable : quelquefois elle est très faible ; d'autres fois elle est très considérable. On sent combien une pareille disposition prédispose ou met obstacle aux hernies.

Le canal inguinal offre dans ses dimensions des différences qui sont relatives aux âges, aux sexes, aux individus, et qui influent sur la fréquence des hernies inguinales. M. J. Cloquet a mesuré sur un assez grand nombre de cadavres les diverses parties qui ont rapport à ce canal, et il a obtenu à peu près les mêmes résultats publiés par Astley Cooper, dans son *Traité des hernies.*

Voici ces dimensions :

De la symphyse du pubis à l'épine iliaque antérieure et supérieure,

|  | pouc. | lign. |  | pouc. | lig. |
|---|---|---|---|---|---|
| Chez l'homme, | 5 1/2 | » | Chez la femme, | 6 | » |
| A l'épine du pubis. | 1 | 2 |  | 1 | 4 |
| A la partie interne de l'anneau inguinal. | » | 10 |  | » | 11 |
| A la partie interne de l'anneau abdominal. . . . . . . . . | 3 | » |  | 3 | 3 |
| Au milieu de l'artère iliaque externe. | 3 | 2 |  | 3 | 5 |
| Au milieu de la veine iliaque externe. . | 2 | 10 |  | 3 | 1 |
| A l'origine de l'artère épigastrique. . | 3 | » |  | 3 | 3 |
| Au passage de l'artère épigastrique, en dedans de l'ouverture supérieure du canal inguinal. . . | 2 | 10 |  | 3 | » |

(J. Cloquet, *Recherches sur les hernies de l'abdomen,* 1817.)

Dans la position verticale, les viscères tendent par leur poids à mettre en contact les deux parois antérieure et postérieure du canal ; dans la position horizontale, au contraire, ils tendent à retomber par leur propre poids dans la cavité de l'abdomen.

Ce sont ces raisons qui font que le malade doit être couché quand on pratique l'opération du taxis. Dans cette circonstance il faut bien se souvenir de l'obliquité du canal, qui, pris dans son ensemble avec le cordon, présente trois directions différentes ou la forme d'un Z très allongé. D'où il suit que la pression sur les viscères herniés doit être exercée d'abord en arrière et en haut, ensuite obliquement et en dehors. Mais la hernie, en persistant pendant longtemps, apporte de grands changements dans ces parties : les ouvertures interne et externe ou supérieure et inférieure du canal finissent par se correspondre presque directement. On peut se former une idée très exacte de ce mécanisme en supposant, comme l'a fait Scarpa, que deux forces tirent en sens inverse le cordon par ses deux extrémités comme pour le redresser.

L'orifice abdominal est d'abord agrandi le premier; vient ensuite le tour de l'externe. Mais celui-ci, formé en bas par des os, en dedans et en haut par le pilier interne, en bas et en dehors par le pilier externe, ne peut se dilater que par son angle supérieur et externe : en conséquence, dans la plupart des hernies un peu anciennes, on doit s'attendre à ce que le canal inguinal se trouve réellement converti en un simple anneau ayant à sa circonférence la même épaisseur que les parois de l'abdomen aux environs du ligament crural, c'est-à-dire à peu près quatre ou cinq lignes.

# APONÉVROSE

## DU MUSCLE TRANSVERSE OU DU FLANC.

L'aponévrose du muscle transverse, en arrière ou dans le flanc, confondue d'abord avec celle du muscle petit-oblique, se divise bientôt en trois lames : l'une qui, tout-à-fait en arrière, s'unit et se confond avec l'aponévrose postérieure du muscle grand-dorsal ; l'autre, moyenne, qui se fixe au sommet des *apophyses transverses* des vertèbres lombaires ; enfin la troisième, qui passe au-devant du muscle *carré de lombes*, et se fixe à la base des mêmes apophyses transverses.

Ces trois lames réunies constituent l'aponévrose qui donne naissance en avant aux fibres postérieures du muscle transverse : elle est alors dense, serrée, épaisse, en s'approchant du bord inférieur de la dernière côte, auquel elle se fixe ainsi

qu'à l'apophyse transverse de la première vertè-
bre lombaire. Ce bord supérieur de l'aponévrose
se replie sur lui-même (c'est le feuillet antérieur
de l'aponévrose qui se replie sur lui-même, et
non pas l'aponévrose tout entière ), s'épaissit
considérablement, et constitue ce qu'on nomme
le *ligament cintré du diaphragme*, auquel se
fixent les fibres latérales et postérieures de ce
large muscle.

En s'approchant de la partie postérieure du
bord de la côte, elle s'est amincie considérablement et y est devenue presque celluleuse. Aussi
est-ce sur ce point que les suppurations du *foie* à
droite, de la rate à gauche, et des reins des
deux côtés, celle du tissu cellulaire thoracique,
se portent des cavités pectorale et abdominale
dans la région lombaire.

En bas, l'aponévrose se continue avec le ligament ilio-lombaire.

Telle est la disposition des aponévroses de
l'abdomen. Maintenant nous allons passer aux
aponévroses de la poitrine.

# FASCIA THORACIQUE INTERNE,

———

Dans l'intérieur du thorax nous ne trouvons point comme dans l'abdomen de couche fibreuse qui mérite véritablement ce nom ; cependant il existe chez quelques sujets , entre la plèvre, d'une part, la face interne des côtes et les muscles intercostaux internes , de l'autre, une couche fibreuse qui représente jusqu'à un certain point la dure-mère , membrane fibreuse placée à la face interne des os du crâne , le *fascia pelvia,* le *fascia transversalis ,* le *fascia iliaca* de l'abdomen , etc. Cette couche fibreuse, dont j'ai parlé dans ma dissertation inaugurale ( 17 février 1826 ), naît insensiblement du tissu cellulaire du médiastin antérieur, tapisse la face postérieure du sternum , la face interne des côtes et des muscles intercostaux , et finit en arrière dans le tissu cellulaire du médiastin postérieur ;

elle est fine, et même sur beaucoup de sujets n'est point apparente. On pourrait la nommer le *fascia thoracique interne*. Elle n'est, je crois, d'aucune importance majeure dans les maladies internes ou chirurgicales.

# FASCIA THORACIQUE EXTERNE.

Outre le *fascia superficialis*, on trouve à la partie antérieure de la poitrine et sous cette aponévrose générale d'enveloppe une autre membrane fibreuse qui n'est évidemment que la continuation de l'aponévrose abdominale. Elle s'étend en avant depuis la base de la poitrine jusqu'à la clavicule, en devenant de plus en plus mince. De chaque côté, elle remonte sur le grand-dentelé jusque dans l'excavation axillaire, où il ne devient plus possible de la retrouver disposée en membrane. Cette portion se dédouble pour tapisser les faces profondes des muscles grand-pectoral et grand-dorsal, enveloppe leurs bords et se porte ainsi sur le bras.

Elle recouvre particulièrement les muscles droits, et les bride dans leur partie supérieure, en les tenant appliqués sur les côtes.

# APONÉVROSE INTERCOSTALE.

Entre les cartilages costaux, depuis le sternum jusqu'à l'union des premiers avec les côtes, à la face externe des muscles intercostaux internes, il existe une aponévrose qu'on peut désigner sous le nom d'*aponévrose intercostale*, et qui remplace dans ce point les muscles intercostaux externes qui manquent là. Elle s'attache au bord supérieur de la côte inférieure et au bord inférieur de la côte supérieure. En dedans elle finit au sternum; en dehors elle se résout en tissu cellulaire sur la face externe des muscles intercostaux internes; elle est percée de divers trous pour le passage de vaisseaux et nerfs qui, de l'intérieur de la poitrine, vont se répandre sur sa face antérieure et externe.

En arrière, les muscles intercostaux externes

sont remplacés par une aponévrose toute semblable qui règne à la face interne du thorax,
depuis le point où cesse le plan des intercostaux
externes jusqu'au rachis.

# APONÉVROSE DU GRAND-DORSAL.

Cette aponévrose, qui donne insertion au muscle grand-dorsal, et qui se fixe en dedans aux apophyses épineuses des vertèbres dorsales, à compter de la sixième, et au ligament sur-épineux dorso-lombaire, à toutes les apophyses épineuses des vertèbres lombaires, à toute l'étendue de la crête du sacrum, et au tiers postérieur de la crête iliaque ; cette aponévrose, disons-nous, ne peut pas être regardée seulement comme une aponévrose d'insertion, elle doit l'être encore comme étant destinée à brider les muscles vertébraux, à leur fournir un point d'appui dans leur contraction, et comme devant leur servir d'enveloppe. Cette aponévrose est d'une très grande force et formée de fibres entrecroisées en divers sens : cette grande résistance fait qu'elle se déchire très rarement pendant les efforts musculaires.

En dehors, dans le flanc, elle s'unit avec l'aponévrose du muscle transverse et du petit-oblique.

Par sa face profonde ou antérieure, l'aponévrose du grand-dorsal donne naissance à un très grand nombre de feuillets plus ou moins minces. C'est ainsi que les faces postérieure et antérieure des muscles trapèze et du grand-dorsal sont chacune tapissées par un feuillet extensible et peu épais, dont les couches s'adossent et se confondent pour former une lame plus distincte près de l'angle inférieur du scapulum dans le petit espace triangulaire qui sépare ces deux muscles. Les petits-dentelés postérieur et inférieur sont enveloppés par un autre feuillet qui se prolonge distinctement entre eux deux, et forme ce qu'on nomme l'aponévrose des muscles dentelés postérieur et supérieur, qui va se terminer au talon des côtes en dehors, et aux apophyses épineuses en dedans.

Cette aponévrose des muscles petits-dentelés postérieur et supérieur sépare le plan charnu superficiel des muscles de la face postérieure du tronc d'avec le plan profond.

Les divers feuillets fibreux qui émanent de l'aponévrose du muscle grand-dorsal s'étendent jusqu'à la partie postérieure du cou. Le muscle splénius lui-même en reçoit une gaîne.

Au surplus, ces feuillets sont en général trop minces, et ne revêtent point les caractères aponévrotiques d'une manière assez tranchée, pour qu'ils puissent être la cause d'accidents graves dans les inflammations profondes.

Mais on conçoit combien la résistance de l'aponévrose du muscle grand-dorsal dans la région lombaire doit apporter de difficulté au libre développement des inflammations et autres tumeurs nées profondément, et quels accidents formidables il doit résulter de leur étranglement.

# APONÉVROSE CERVICALE,

ou

## FASCIA CERVICALIS.

Cette aponévrose naît inférieurement du sternum et de la clavicule ; supérieurement, elle se fixe au bord inférieur de l'os maxillaire, et de chaque côté elle se continue avec l'enveloppe fibreuse de la parotide et celle qui recouvre le *masseter*. Les limites latérales de l'aponévrose cervicale sont peu précises.

Inférieurement elle naît du bord antérieur et du bord postérieur du sternum, et est ainsi formée de deux lames qui laissent entre elles un écartement assez considérable, et dans lequel se trouve du tissu cellulaire graisseux. La lame postérieure est plus mince que la lame antérieure. L'aponévrose adhère ensuite d'une manière très intime à l'os hyoïde ; et dans ce point elle n'est plus formée que d'une seule lame ; mais avant elle s'est dédoublée pour envelopper la glande thyroïde, et a formé des gaînes aux veines thyroïdiennes.

Dans cette région sus - hyoïdienne, elle forme autant de gaînes qu'il y a de muscles, de nerfs et de vaisseaux ; c'est-à-dire que, arrivée près de chacun de ces organes, les lames du *fascia* se sont écartées pour les envelopper. C'est ainsi que l'on trouve une gaîne bien distincte pour le muscle sterno-hyoïdien, une autre pour le sterno-thyroïdien, une troisième pour l'omoplato-hyoïdien avec le tendon moyen, duquel l'aponévrose se continue évidemment. On en trouve une très forte pour le muscle sterno-mastoïdien, une pour l'artère carotide, une pour la veine jugulaire interne ; le grand-sympathique, la huitième paire, les artères thyroïdiennes, la jugulaire externe, en reçoivent chacun un canal fibreux. Elle passe derrière le pharynx après avoir enveloppé la trachée, se courbe derrière les muscles grands-droits antérieurs de la tête et long du cou, et se fixe aux apophyses transverses du cou. Elle embrasse le scalène antérieur, et va se réunir d'une part avec le feuillet externe, qui va la rejoindre en arrière du muscle sterno-mastoïdien, et de l'autre avec l'aponévrose qui existe dans la région sus-claviculaire.

Telle est la disposition du *fascia cervicalis* dans la région sous-hyoïdienne. Nous allons la suivre dans la région sus-hyoïdienne ; mais avant nous devons dire quelques mots de l'importance chirurgicale de cette portion.

La disposition du *fascia cervicalis* explique la rapidité avec laquelle les abcès se forment dans les inflammations profondes du cou ; pourquoi le pus fuse dans divers sens plutôt que de faire saillie sous la peau ; comment ces inflammations envahissent toujours une grande étendue de surface. Elle fait voir aussi que les foyers purulents ou autres doivent être ouverts aussitôt que leur existence est positivement reconnue, si on ne veut s'exposer à les voir se répandre dans la poitrine.

Il est important encore de faire observer que le feuillet antérieur de l'aponévrose est plus épais que le postérieur : d'où il résulte que les tumeurs, les abcès développés au-devant de lui, peuvent acquérir un volume considérable sans gêner les fonctions de la trachée-artère ni la circulation dans les gros vaisseaux. L'aponévrose cervicale force alors la tumeur à se développer en avant, à cause de la résistance qu'elle lui fait éprouver en arrière. Il n'y a pas non plus à craindre la pénétration du pus dans l'intérieur de la poitrine, dans le cas d'abcès développé dans ce point.

Quand, au contraire, ces tumeurs se trouvent développées entre les deux feuillets de l'aponévrose, la maladie devient plus compliquée. Elles ne peuvent point se développer librement en avant, vu la force du feuillet antérieur de l'aponévrose; elles ont plus de tendance à se développer en arrière, vu la moindre résistance qu'oppose le feuillet postérieur, moindre résistance qui fait quelquefois que le pus, s'il y en a, peut la perforer, et de là fuser dans la poitrine. La résistance qu'oppose ce feuillet est assez grande cependant pour que la trachée-artère et les gros vaisseaux ne soient pas comprimés, au moins dans les premiers temps du développement de la tumeur, ou que l'aponévrose soit perforée de suite par la présence du pus.

Les tumeurs développées entre ces deux feuillets ne font pas en général une grande saillie, ou en font moins que celles qui sont sous-cutanées ou placées au-devant du feuillet antérieur. Elles sont aplaties et étendues sur les côtés, tandis que les dernières sont élevées en pointe.

Enfin, quand les tumeurs se développent derrière le feuillet postérieur de l'aponévrose, elles ne peuvent point du tout faire de saillie en avant, vu la résistance des deux feuillets placés au-devant d'elles. Alors la trachée-artère et les gros vaisseaux du cou sont promptement comprimés ; le pus fuse promptement dans la poitrine : de là l'indication d'ouvrir promptement les abcès développés dans ce point, et d'en extirper promptement les tumeurs.

Il est bon encore de remarquer que le *fascia cervicalis* est percé d'un grand nombre d'ouvertures pour le passage de vaisseaux et nerfs, ouvertures qui établissent une communication entre la partie antérieure du feuillet antérieur et l'intervalle des deux feuillets, de sorte qu'à la rigueur, des abcès développés au-devant du feuillet antérieur peuvent passer par ces trous dans l'écartement des deux feuillets , et même passer derrière le second.

Revenons maintenant à la disposition du *fas-*

*cia cervicalis* dans la *région sus-hyoïdienne*.

Cette aponévrose est, dans ce point, simplement celluleuse chez beaucoup de sujets; chez d'autres elle a une structure fibreuse très manifeste. En arrière et en haut, elle vient de l'aponévrose massétérine et parotidienne; tout-à-fait en devant elle se fixe sur l'os maxillaire; en descendant et en se dirigeant vers l'os hyoïde, auquel elle adhère intimement pour se continuer avec la portion sous-hyoïdienne, elle reçoit une lame du ventre antérieur du digastrique.

De chaque côté elle se dédouble pour envelopper la glande sous-maxillaire, lui former une gaîne ainsi qu'au *canal de Warthon* et au prolongement qu'elle envoie, entre le muscle mylo-hyoïdien et l'hyo-glosse, à la glande sublinguale elle-même. Elle continue enfin à donner diverses lames moins serrées qui s'engagent entre les muscles de la langue; elle finit par se perdre dans la paroi inférieure de la bouche.

La portion qui constitue ces diverses gaînes, ces diverses lames, est formée par le feuillet postérieur de cette portion sus-hyoïdienne de l'aponévrose cervicale, tandis que l'antérieur continue son trajet pour s'unir à la portion inférieure qui a été décrite plus haut.

La disposition du *fascia cervicalis* dans la portion sus-hyoïdienne du cou entraîne des différences assez grandes dans le développement des maladies qui ont leur siége entre sa surface externe et la peau, et celles qui se forment derrière elle ou au-dessus. Les abcès ou autres collections de fluide, en effet, qui se manifestent dans ce dernier sens, ont une grande tendance à se porter dans la bouche ou dans le pharynx, à cause de la résistance qu'ils éprouvent en avant, et sont en outre difficiles à reconnaître, à cause de la fluctuation, qui peut rester long-temps obscure, quoique le foyer soit assez considérable. On peut en dire autant des tumeurs de toute autre nature qui, avant de faire saillie à l'extérieur, auront en général acquis un grand volume vers les parties profondes. Le chirurgien doit se rappeler toutes ces particularités quand il veut pratiquer l'ouverture des unes et l'extirpation des autres.

L'aponévrose cervicale doit être maintenant étudiée sur les côtes et à la partie postérieure du cou.

Dans la région sus-claviculaire, elle est quelquefois d'une grande force et se compose de plusieurs feuillets que l'on peut isoler dans plusieurs points. Ainsi deux couches qui ont enveloppé le muscle sterno-mastoïdien se réunissent à son bord postérieur pour former une aponévrose existant entre ce muscle et le bord antérieur du trapèze, point où elles se séparent de nouveau pour embrasser ce dernier. C'est ce qui constitue *l'aponévrose sus-claviculaire.* Diverses lames qui ont formé des gaînes aux parties profondes de la région sous-hyoïdienne, tel qu'au muscle omoplato-hyoïdien, aux nerfs du plexus brachial et cervical, etc., etc., viennent se fondre sur la face interne du feuillet profond de cette aponévrose, et lui donnent assez de force pour s'opposer au développement des tumeurs de diverse nature qui prennent naissance dans cette région. La résistance de cette aponévrose fait que les abcès développés sous elle doivent être ouverts de bonne heure pour qu'ils ne descendent pas dans l'aisselle. Il en de même de ceux qui sont développés en dehors d'elle ; ils peuvent l'érailler et y pénétrer de même.

Dans la portion supérieure de la région cervicale latérale, l'aponévrose cervicale se comporte de même, c'est-à-dire qu'elle passe de la partie postérieure du muscle sterno-mastoïdien au bord antérieur du muscle trapèze, où elle se dédouble pour embrasser ce muscle et se comporter comme dans la région sus-claviculaire. Le trapèze se trouve donc tapissé antérieurement et postérieurement par deux lames qui se réunissent sur la ligne médiane, et en se terminant concourent à la formation du ligament cervical, qui est ainsi le rendez-vous commun de toutes les lames intermusculaires.

La face postérieure de l'aponévrose dans ce point est unie d'une manière fort lâche à la couche celluleuse sous-cutanée : aussi rien n'est plus facile que de plisser la peau de la partie postérieure du cou et de comprendre dans ce repli le tissu cellulaire qui la double, sans craindre de comprendre l'aponévrose quand on pratique des sétons.

Ce feuillet aponévrotique s'étendant sur tout le trapèze se continue avec l'aponévrose brachiale, comme nous le verrons plus tard.

Le grand-dorsal reçoit bien aussi une expansion de ce feuillet, qui semble se dédoubler pour l'envelopper après avoir fourni une gaîne au trapèze; mais cette nouvelle gaîne est tout-à-fait celluleuse.

Cette partie de l'aponévrose cervicale qui, en arrière, s'étend sur le trapèze et de là sur le grand-dorsal, s'unit et se confond de manière à ne former qu'une seule membrane avec les feuillets émanés de l'aponévrose du muscle grand-dorsal, qui revêtent ce dernier muscle et le trapèze dans leur portion dorsale, ainsi qu'il a été dit dans l'article précédent.

# APONÉVROSE CORACO-CLAVICULAIRE,

ou

## FASCIA CLAVICULARIS.

L'aponévrose coraco-claviculaire, ainsi nommée par M. Velpeau, s'étend de l'apophyse coracoïde à la clavicule et jusque sur le cartilage de la première côte ; quelquefois elle présente sur le devant des vaisseaux axillaires une sorte de bord semi-lunaire dont la concavité regarde en bas et en dedans. Cette lame est le plus ordinairement aponévrotique, dense et résistante ; quelquefois cependant elle est mince et celluleuse, ce qui fait que dans la ligature de l'artère axillaire, immédiatement au-dessous de la clavicule, dans la partie interne du triangle clavi-pectoral, il faut tantôt la déchirer avec la sonde, et d'autres fois

percer d'abord avec un bistouri, pour la soulever sur la sonde et la couper ensuite dans une
étendue plus ou moins considérable, afin de mettre l'artère à découvert et la saisir. Elle se fixe
au bord supérieur du muscle petit-pectoral, et
se prolonge jusque dans le creux de l'aisselle, en
s'étendant sur les vaisseaux et nerfs de cette
région.

# APONÉVROSE

## PAROTIDIENNE ET MASSÉTÉRINE.

La glande parotide est renfermée dans une espèce d'enveloppe fibreuse dont la lame externe vient ou se continue avec l'aponévrose qui recouvre le muscle sterno-cléido-mastoïdien (V. *Aponévrose cervicale*), et de là se porte sur le muscle masséter. La lame interne vient aussi des mêmes parties, mais est plus inégalement disposée; elle fournit une gaîne à tous les vaisseaux, enveloppe toutes les saillies que fait la glande entre les muscles, puis se réunit au-devant d'elle avec la lame aponévrotique externe. Au-dessus et en dehors du digastrique, ces deux lames se confondent avec le *fascia cervicalis* et le ligament stylo-maxillaire.

7.

Le feuillet aponévrotique qui recouvre le muscle masséter est très mince et se continue avec celui de la région parotidienne et du cou. Il fournit une gaîne au canal du sténon, enveloppe les vaisseaux et nerfs superficiels, et n'est séparé de la peau que par quelques fibres du peaucier.

De la disposition de cette aponévrose il résulte qu'elle contribue à rendre les tuméfactions de la glande parotide très douloureuses ; que les fluides qui s'y forment ou s'y accumulent, les abcès, par exemple, sont très difficiles à reconnaître d'abord ; que souvent ils se portent vers les parties profondes, telles que le pharynx, le conduit auditif ; qu'enfin, il est très important d'ouvrir de très bonne heure les abcès de la région parotidienne. La présence ou le prolongement de ce feuillet sur le muscle masséter fait que les abcès qui sont développés sous lui dans ce point s'étendent davantage en largeur qu'en pointe, tandis que ceux qui sont en dehors de lui font de suite saillie : ceci est assez important pour le diagnostic.

Les abcès de l'une et de l'autre région peuvent, à cause de la continuité de l'aponévrose avec le *fascia cervicalis*, parvenir jusqu'au cou : c'est ainsi que la gaîne du muscle sterno-mastoïdien, d'où dérivent les deux feuillets que nous venons de décrire peut servir à conduire le pus de la face jusqu'à la partie inférieure du cou.

# APONÉVROSE GÉNIENNE,

## OU DE LA JOUE.

Cette aponévrose, qui entre dans la composition de la joue, et que M. Blandin propose d'appeler génienne, est simple en avant, mais en arrière elle est formée de deux lames.

L'une d'elles est immédiatement appliquée sur le muscle buccinateur, et est généralement regardée comme l'épanouissement de la portion fibreuse du canal de sténon au moment où celui-ci traverse les fibres du muscle buccinateur; en arrière elle se confond avec l'aponévrose d'insertion nommée buccinato-pharyngienne, qui s'attache à la base de la crête coronoïdienne et sur l'aile externe de l'apophyse ptérigoïde, et qui d'une part donne attache au muscle constricteur supérieur du pharynx, et de l'autre au buccinateur. L'autre lame s'écarte du muscle buccinateur et vient s'insérer sur le bord antérieur de la branche du maxillaire inférieur.

# APONÉVROSE TEMPORALE.

Cette aponévrose recouvre le muscle temporal et en même temps donne insertion à un grand nombre de ses fibres ; elle le bride dans la fosse où elle est située ; elle s'insère à toute la ligne courbe temporale supérieure, au bord postérieur et supérieur de l'os de la pommette, au bord supérieur de l'arcade zygomatique. Elle forme avec les os qui constituent la fosse temporale une sorte d'étui dans lequel se trouve logé le muscle temporal ou temporo-maxillaire.

Simple en haut à son insertion à la ligne courbe temporale, elle se bifolie en bas et présente les deux feuillets, qui laissent entre eux un écartement assez sensible et qui logent une certaine quantité de tissu adipeux : le feuillet antérieur s'insère au bord supérieur et externe de l'arcade zygomatique ; le feuillet postérieur ou in-

terne va se fixer à la face interne de l'arcade zygomatique, en se confondant avec son périoste.
Ce feuillet est moins dense et moins résistant que
l'externe, qui se trouve recouvert par l'artère
temporale, des filéts nerveux nombreux, etc.,
etc., et le *fascia superficialis* de la tête.

La graisse qui se trouve placée entre les deux
feuillets de l'aponévrose temporale donne lieu
à la saillie qu'on observe dans cet endroit chez
les personnes qui ont beaucoup d'embonpoint;
son absence, au contraire, donne lieu au creux
de cette fosse observé chez les individus maigres.

L'aponévrose temporale bride d'une manière
très exacte le muscle temporal dans la fosse où
il est placé. Aussi, dans les inflammations des
parties qui y sont situées, du muscle, du tissu
cellulaire, etc., etc., l'étranglement se fait-il
promptement observer : de là cette indication
de débrider promptement et largement pour
éviter de grands désordres.

Dans les inflammations du tissu adipeux renfermé entre les deux feuillets de l'aponévrose,
la suppuration qui en résulte a beaucoup plus de
tendance à fuser dans la fosse zygomatique qu'à
faire irruption sous la peau, et cela à cause de
la structure plus faible du feuillet interne que

du feuillet externe : de là l'indication d'ouvrir les abcès développés dans ce point aussitôt qu'ils seront reconnus. Les tumeurs développées entre ces deux feuillets auront une forme aplatie, parce qu'elles seront comprimées et étranglées entre eux ; tandis que, lorsqu'elles se développent en dehors du feuillet externe, elles sont élevées en pointe : cette disposition anatomique est donc assez importante pour le diagnostic. En examinant la forme d'une tumeur dans la région temporale, on pourra décider si elle siége sous l'aponévrose temporale ou en dehors de cette membrane.

# APONÉVROSE ÉPICRANIENNE.

L'aponévrose épicrânienne ou calotte aponé-vrotique ( *galea capitis* ) réunit en avant et en arrière le muscle occipital et le muscle frontal, qui semblent s'être développés sur sa face externe. Elle est dense, solide, résistante, surtout en haut et en arrière, où ses fibres sont entre-croisées en divers sens, tandis qu'en avant les fibres sont parallèles, beaucoup moins épaisses et beaucoup moins résistantes. De chaque côté, dans la région des tempes, elle devient fort mince et se continue avec le *fascia superficialis*. Elle est unie d'une manière fort intime avec la couche sous-cutanée : aussi les abcès, les tumeurs, telles que les loupes qui se développent entre l'aponévrose et la peau, sont-ils circonscrits et d'une forme aplatie, et en général n'acquièrent pas un grand volume.

L'aponévrose est au contraire unie par sa face interne au péricrâne par un tissu cellulaire lâche et abondant ; elle recouvre la face externe de la voûte du crâne. Les abcès qui se développent dans ce point ont ordinairement une étendue beaucoup plus considérable, et peuvent produire promptement de vastes décollements. Ils s'élèvent plus en pointe que les tumeurs développées à la face externe de la calotte aponévrotique. Cette disposition anatomique est donc importante pour déterminer le siége précis et le danger de ces maladies.

Les anciens chirurgiens faisaient jouer un grand rôle dans les plaies de la tête à cette aponévrose, à cause de la sensibilité exquise qu'ils lui attribuaient. Sans doute elle en joue un très grand dans ces plaies et dans les inflammations profondes de cette partie de la tête ; mais c'est en s'opposant au gonflement inflammatoire des parties situées sous elle et en les étranglant, et non pas à cause de la prétendue sensibilité dont elle est douée.

# APONÉVROSES

# DU MEMBRE SUPÉRIEUR

## OU

### THORACIQUE.

---

## APONÉVROSE SUS-ÉPINEUSE.

Cette aponévrose est placée dans la fosse sus-épineuse, et s'insère à son pourtour; elle passe sous le ligament coraco-acromien avec le muscle sus-épineux, et va se perdre dans la capsule de l'articulation scapulo-humérale, à la formation de laquelle elle contribue par ce moyen.

Le muscle sus-épineux se trouve par conséquent renfermé dans une espèce d'étui moitié fibreux et moitié osseux.

L'aponévrose sus-épineuse donne aussi insertion à quelques unes des fibres du muscle sus-épineux.

D'après l'existence et la disposition anatomique de cette aponévrose, lorsqu'il se développe
des inflammations profondes dans la fosse sus-
épineuse, il en résulte que les parties y contenues se trouvent étranglées, ce qui nécessite un
prompt débridement. Les tumeurs aiguës ou
chroniques qui naissent dans le fond de la fosse
affectent la forme aplatie de toutes les tumeurs
sous-aponévrotiques. Si on ne donne pas issue
de bonne heure au pus exhalé dans cette région,
il se forme bientôt une voie dans le moignon de
l'épaule en passant sous le ligament coraco-acromien, et vient faire saillie au-dessous de l'acro-
mion. Il peut encore fuser en dedans, et se
montrer au bord spinal de l'omoplate, le long
du rachis.

# APONÉVROSE SOUS-ÉPINEUSE.

Elle est placée dans la fosse sous-épineuse, et s'insère à son pourtour, à l'épine de l'omoplate, à son bord axillaire et à son bord spinal. Par sa face antérieure, elle envoie des cloisons entre les muscles grand-rond, petit-rond et sous-épineux ; elle fournit des insertions à ces divers muscles.

Au niveau du bord deltoïdien postérieur, elle se dédouble de manière à engaîner le muscle deltoïde. Le feuillet superficiel qui en résulte se confond avec celui qui, venu du cou et du dos par l'aponévrose cervicale et dorsale, recouvre le trapèze et le grand-dorsal, et se continue avec l'aponévrose brachiale, à la formation et à la naissance de laquelle ces feuillets contribuent. L'autre lame, qui est placée sous la face profonde du deltoïde, reste appliquée sur le muscle sous-

épineux, l'engaîne d'une manière assez serrée,
et le suit jusqu'à la capsule fibreuse de l'articulation scapulo-humérale.

Cette aponévrose est assez dense et assez résistante. Formée dans plusieurs points de fibres
entrecroisées, elle se prolonge jusqu'à l'articulation scapulo-humérale par les gaînes qu'elle fournit aux muscles sous-épineux et petit-rond. Les
inflammations profondes se trouvent donc étranglées par sa présence, et le pus qui se forme
peut fuser jusqu'à l'articulation de l'omoplate
avec l'humérus. Comme elle s'insère à tout le
pourtour de la fosse sous-épineuse, elle peut con-
tribuer à maintenir les fragments de l'omoplate
fracturé.

# APONÉVROSE SOUS-SCAPULAIRE.

Le muscle sous-scapulaire se trouve bridé et maintenu dans la fosse sous-scapulaire par un feuillet fibreux mince, mais offrant cependant une assez grande résistance, et qui s'insère au pourtour de la fosse sous-épineuse, se prolonge sur le tendon du muscle sous-scapulaire, le suit jusqu'à son passage à travers la capsule fibreuse de l'humérus, et se perd sur cette dernière, à la formation de laquelle il contribue ainsi que l'ont fait les aponévroses sus et sous-épineuses.

Les considérations chirurgicales applicables à ces deux dernières aponévroses le sont à celles que nous venons de décrire.

# APONÉVROSE BRACHIALE.

---

C'est l'aponévrose d'enveloppe du membre supérieur.

Généralement on dit qu'elle naît insensiblement du tissu cellulaire de l'aisselle, et des expansions du grand-pectoral et du grand-dorsal.

Mais c'est très mal préciser son origine. Nous avons vu dans la description du *fascia* du dos, de la poitrine et du cou, que chacun de ces feuillets s'étendait sur l'épaule et se continuait avec l'aponévrose du bras. Ce n'est donc point du tissu cellulaire qu'elle naît : elle est véritablement la continuation des aponévroses du dos, du cou et de la poitrine.

Ainsi, en avant, en dedans et en bas, elle naît du *fascia thoracique* ; en haut, en arrière et en dehors du grand fascia dorsal, du cervical, et de l'aponévrose sous-épineuse.

Née de ces divers points, l'aponévrose brachiale descend sur tout le membre supérieur, l'enveloppe entièrement, et se continue en bas avec la portion anti-brachiale où nous l'examinerons plus bas.

En avant et en dedans elle est mince e celluleuse sur la saillie médiane ; mais cela tient à ce qu'elle se dédouble sur les limites externes de la région brachiale antérieure : alors un de ses feuillets seulement passe devant le muscle biceps, tandis que l'autre se porte par-derrière sur la face antérieure du brachial antérieur. Au bord interne du muscle biceps le feuillet profond se divise lui-même en deux lames, et ces deux lames, en allant se réunir à la face interne du feuillet superficiel, fournissent une véritable gaîne à l'artère humérale, à ses veines collatérales et au nerf médian : cette gaîne se continue jusqu'à l'aisselle. Dans cette gouttière bicipitale l'aponévrose redevient presque aussi épaisse qu'en dehors, parce que ses divers feuillets sont confondus. En dedans de la gaîne artérielle il existe un autre canal fibreux qu renferme le nerf cutané interne et la veine basilique, et qui est aussi formé par l'aponévrose brachiale. Enfin tout-à-fait en bas il naît de la face interne une intersection fibreuse très forte qui se fixe au bord interne de l'humérus.

En dehors l'aponévrose est plus épaisse , plus dense et plus résistante, parce que les divers feuillets qui la composent sont réunis, confondus. Elle reçoit au bord externe de l'humérus une intersection fibreuse semblable à celle qu'élle a reçue en dedans.

En arrière elle est également épaisse ; ses fibres sont transversales. On la voit supérieurement se confondre avec le tendon du grand-dorsal , qui peut en être regardé comme le tenseur. Le grand-pectoral lui envoie en bas , au moment de son insertion à l'humérus , une épansion fibreuse qui contribue à sa formation ; de sorte qu'il peut aussi en être considéré comme le tenseur. Elle n'est composée , dans cette portion postérieure du bras, que d'un seul feuillet, excepté lorsqu'elle s'approche de l'olécrane et de l'épitroklée, où elle se divise en deux feuillets pour former une gaîne au nerf cubital.

Nous voyons donc que l'aponévrose brachiale en se dédoublant forme un certain nombre de gaînes pour isoler les unes des autres les diverses parties constituantes du bras.

Ainsi il en existe une très mince pour le deltoïde, formée par l'expansion de l'aponévrose sous-épineuse. Il y en a une pour le biceps, le coraco-brachial, le brachial antérieur et le triceps; nous connaissons celle des vaisseaux et des nerfs.

Il est très important de connaître surtout la gaîne vasculaire pour faire la ligature de l'artère brachiale. Avant de la pratiquer, il faut l'inciser pour la mettre à découvert.

# APONÉVROSE ANTIBRACHIALE.

Cette aponévrose est la continuation de celle du bras ; mais elle est beaucoup plus compliquée. Elle s'étend jusqu'au poignet, où elle se continue ou donne naissance au ligament annulaire antérieur et postérieur du carpe, après avoir formé ainsi un étui fibreux aux muscles et aux os de cette portion du membre thoracique. Elle se fixe en haut, de chaque côté, aux deux tubérosités de l'humérus ; en arrière, à l'olécrane ; en dedans, et tout le long de l'avant-bras, au bord interne du cubitus. Le muscle biceps lui envoie un prolongement qui contribue beaucoup à la fortifier. Elle est percée inférieurement par le tendon du muscle cubital et du petit-palmaire.

Cette aponévrose est solide, résistante, fournit des points d'insertion à plusieurs des muscles de l'avant-bras, dans sa portion supé-

rieure, et fournit aux diverses parties constituantes de l'avant-bras des gaînes qui les entourent et les isolent.

Nous allons maintenant examiner les diverses
particularités que présente l'aponévrose antibrachiale.

A sa partie supérieure, et en avant, voici
comment elle est disposée.

En dehors du biceps, le feuillet superficiel de
l'aponévrose brachiale qui recouvrait ce muscle
en bas se porte sur la face antérieure de la saillie
musculaire externe de l'avant-bras. Le feuillet
profond s'y applique aussi, mais en s'enfonçant
dans la gouttière externe. Là, l'aponévrose est
plus épaisse, et ses lames s'écartent bientôt pour
envelopper le muscle supinateur superficiel. Plus
bas il n'y a que le feuillet profond qui persiste
dans l'excavation médiane, où il se trouve fortifié
par une lame plus ou moins épaisse qui se détache du tendon du muscle brachial antérieur.
En descendant, le feuillet profond se relève, de
manière qu'il passe entre les radiaux et le long-
supinateur d'une part, et que de l'autre il se
porte sur la face antérieure de ce dernier muscle
en se confondant avec le feuillet superficiel; enfin, tout-à-fait en bas, ces lames se rapprochent

de nouveau, et c'est entre elles que se rencontrent l'*artère radiale*, la veine collatérale et le nerf radial.

En dedans du biceps le feuillet superficiel, plus fort qu'en dehors, se porte obliquement sur la saillie musculaire interne ; le feuillet profond, qui est plus épais encore, vient aussi de la partie interne et inférieure du brachial antérieur. En remontant, ses fibres sont obliques en dedans et en haut. Il se dédouble assez souvent pour embrasser la veine basilique, qui passe aussi quelquefois entre cette lame et la superficielle. En descendant il se dédouble également, et l'une de ses lames se relève sur le devant du rond pronateur, où elle se confond avec le feuillet superficiel, tandis que l'autre s'enfonce entre les muscles.

La bandelette qui se détache du bord externe de la partie tendineuse du biceps se porte entre ces lames d'abord, sans leur adhérer, puis en se confondant avec elles sur le relief musculaire interne.

Il résulte de cette disposition que les diverses lames de l'aponévrose antibrachiale se rattachent principalement aux tendons des muscles biceps et brachial antérieur, et que la contraction de ces muscles doit la tendre ; il en résulte en outre qu'une ouverture aponévrotique paraît exister au milieu du pli du bras. Cette ouverture a la plus grande analogie avec celle du *fascia lata* dans le pli de l'aine. Elle s'en rapproche par ses dimensions ; par sa forme, qui est ovalaire ; par sa grosse extrémité, qui est en bas ; par sa demi-circonférence interne, qui est plus distincte que l'externe ; par les vaisseaux et nerfs qui s'y remarquent ; enfin par les lamelles celluleuses qui la ferment et empêchent quelquefois qu'on ne la distingue exactement. Elle commence en général quelques lignes au-dessus du point du biceps qui fournit la bandelette fibreuse à l'aponévrose antibrachiale, et finit environ un pouce au-dessous de cette expansion. On y voit en haut le tendon du biceps, et en dedans de lui, quand l'ouverture est assez considérable, l'artère humérale et le nerf médian ; l'origine de la bandelette, dont le bord externe forme quelquefois la demi-circonférence interne de ce cercle ; plus bas que le biceps se remarquent encore l'artère brachiale, l'origine de la radiale et de la cubitale, les veines qui les accompagnent, la communication des médianes avec la veine brachiale, le nerf médian, le tendon du brachial antérieur, et enfin les deux veines médianes basilique et céphalique, qui passent au-devant de cette ouverture.

Quoi qu'il en soit, le ruban formé par le bord interne du tendon du muscle biceps mérite la plus grande attention relativement à l'artère brachiale.

En effet, il croise constamment la face antérieure de ce vaisseau en allant sur les muscles de l'avant-bras : en sorte que l'artère humérale peut recevoir une ligature au-dessous de cette bandelette, avant de se diviser en radiale et en cubitale, et qu'on peut aussi la lier au-dessus sans être obligé de séparer autre chose que du tissu cellulaire.

Sur la saillie musculaire externe, l'aponévrose du pli du bras est très simple, et n'adhère pas aux muscles; en dedans au contraire elle y tient fortement, envoie des intersections dans leurs intervalles, et se confond avec leurs tendons sur le devant de l'épitroklée. Dans le fond de l'ouverture bicipitale elle se porte jusqu'à l'articulation du coude, et se confond avec les ligaments de l'articulation.

En arrière et toujours dans sa partie supérieure, l'aponévrose s'amincit considérablement et se transforme presque en tissu cellulaire, de sorte que sur la saillie médiane on ne la rencontre presque plus. En dedans elle gagne l'intersection épitroklo-humérale; mais avant d'y arriver elle se dédouble pour engaîner le nerf cubital. Dans ce sens elle devient aussi plus mince en descendant. Elle s'épaissit ensuite vis-à-vis l'olécrane, d'où il se détache une sorte de cordon qui va jusqu'à l'épitroklée. Plus bas cette lame fibreuse naît du bord postérieur du cubitus pour se porter en dedans sur le muscle cubital postérieur. En dehors elle vient du tendon triceps à l'intersection épicondylo-humérale, en se dédoublant de manière qu'une de ses lames se porte au bord de l'os, et qu'entre les deux se trouve une branche assez volumineuse fournie par le nerf radial. Entre l'olécrane et l'épicondyle, les fibres qui viennent du triceps s'entrecroisent avec celles qui partent du cubitus pour se porter en dehors de l'avant-bras.

En avant et depuis sa portion supérieure, en la prenant du bord postérieur du cubitus jusqu'au bord antérieur du radius, l'aponévrose ne se comporte pas de la même manière dans toute la longueur de la région. Supérieurement, en partant de l'os, elle passe sur la face antérieure du muscle cubital antérieur; entre ce faisceau et le fléchisseur superficiel, l'aponévrose envoie un feuillet qui se reporte en dedans au-devant du fléchisseur profond, pour se rendre au cubitus, et compléter ainsi la gaîne du muscle épitroklocarpien. L'endroit d'où se détache ce feuillet est marqué par une ligne toujours distincte qui dirige d'une manière sûre dans la recherche de l'artère cubitale pour en faire la ligature.

L'aponévrose ensuite continue à se porter sur la face antérieure des muscles ; arrivée près du long-supinateur, elle se dédouble, et sa lame superficielle passe au-devant de ce faisceau, tandis que la profonde se porte en arrière, et forme de son côté une petite gaîne pour l'artère radiale. Au-delà du supinateur, ces deux lames se rapprochent et se confondent avec l'aponévrose de la région postérieure de l'avant-bras, portion postérieure de l'aponévrose antibrachiale. En bas, les deux feuillets qui enveloppent le cubital antérieur s'adossent avant de se fixer sur le cubitus, de même que ceux du long-supinateur se réunissent pour se fixer au radius, de manière qu'entre ces deux muscles l'aponévrose bride tous les organes tendineux et charnus ; elle ne forme plus là qu'une seule lame. Il faut encore remarquer qu'un troisième feuillet très mince se porte du bord antérieur du cubitus au-devant du fléchisseur profond, et que c'est sur lui qu'appuie l'artère cubitale : en sorte que, pour découvrir ce vaisseau, deux lames fibreuses doivent être divisées, tandis qu'une seule se rencontre au-devant de la radiale. Le plus grand nombre des fibres de l'aponévrose antibrachiale sont transversales : en haut elles donnent insertion aux fibres charnues; en bas, la toile qu'elles forment n'a plus d'adhérence avec les muscles.

A la partie postérieure de l'avant-bras, l'aponévrose antibrachiale est confondue avec la portion antérieure sur le bord postérieur du cubitus. Il s'en détache, vis-à-vis du bord externe du cubital postérieur, une lame, sorte d'intersection qui retourne se fixer sur l'os en formant une gaîne à ce muscle. Elle fournit de la même manière une autre gaîne au tendon de l'extenseur du petit doigt, puis une troisième à l'extenseur commun; enfin les muscles long-abducteur, long et court extenseur du pouce, sont également enveloppés par elle lorsqu'ils se contournent sur le radius. Au-dessus et au-dessous de ces derniers l'aponévrose se fixe sur le bord postérieur de l'os; elle reçoit une lame qui séparait les deux couches musculaires, et se continue avec les feuillets qui renferment le long-supinateur, les radiaux, etc.

Il résulte de cette disposition que chacun des muscles dorsaux de l'avant-bras est engaîné dans une espèce de canal fibreux en bas, et qu'en haut ils ne sont séparés que par des intersections en général très solides, ce qui est parfaitement en rapport avec leurs fonctions, puisque leur point fixe est le même ou à peu près pour tous, tandis que l'extrémité mobile de l'un doit agir seule dans une foule de circonstances. Il faut encore remarquer que ces cloisons de l'aponévrose, en la fixant d'espace en espace sur les os, lui donnent plus de force et de résistance, et que les muscles, plus exactement maintenus, acquièrent en se contractant une énergie qu'ils n'auraient point s'ils étaient lâchement appliqués sur le squelette.

L'aponévrose anti-brachiale fournit au long-abducteur et au court-extenseur du pouce un étui fibreux d'autant plus fort et plus serré qu'on approche plus du poignet. Cet étui, divisé souvent en deux portions, est tapissé par une bourse synoviale. C'est cette gaîne qui est le siége d'une hydropisie particulière assez fréquente, et pour laquelle le remède est encore à trouver.

Au poignet, voici comment se comporte l'aponévrose antibrachiale.

En avant, en la faisant partir de la tête du cubitus et du pisiforme, on voit qu'elle se dédouble pour envelopper le tendon du muscle cubitalantérieur, et qu'elle donne ensuite une gaîne à l'artère cubitale. Ses feuillets se réappliquent au-devant des tendons des fléchisseurs, pour s'écarter de nouveau en enveloppant le tendon du palmaire-grêle d'abord, puis celui du grand-palmaire, après quoi l'artère radiale en reçoit une gaîne à son tour; enfin elle se termine à l'apophyse styloïde du radius, et se confond avec la gaîne fibreuse dans laquelle glisse le long-abducteur du pouce.

Tout-à-fait intérieurement les fibres qui constituent l'aponévrose se rapprochent, se serrent, et semblent ainsi donner naissance au ligament annulaire antérieur du carpe, au-devant duquel le tendon du muscle épitroklo-palmaire s'épanouit et se transforme pour ainsi dire lui-même en aponévrose, ce qui fait paraître le ligament comme formé de deux couches, l'une à fibres divergentes, et l'autre à fibres convergentes.

Ce ligament est fixé, d'une part, sur l'os pisiforme et sur la saillie de l'os crochu, sur la crête du scaphoïde et du trapèze. En se terminant cette dernière extrémité se dédouble pour former une gaîne au tendon du muscle radial antérieur. Son bord inférieur se continue avec l'aponévrose palmaire ; au milieu et sur les côtés les fibres charnues des éminences thénar et *hypothénar* y prennent des insertions. Le bord inférieur se continue avec l'aponévrose antibrachiale. Ce ligament forme donc un véritable anneau dans lequel passent les tendons fléchisseurs des doigts, ainsi que le nerf médian : les artères radiale et cubitale lui sont extérieures.

Comme ce ligament est très fort, il résiste d'une manière presque insurmontable aux tumeurs qui tendent à se développer profondément dans la région antérieure du poignet, et les force à se porter dans la main ou à l'avant-bras.

En arrière l'aponévrose se porte de l'apophyse styloïde du radius à celle du cubitus, et forme ainsi une arcade rubanée très forte, et destinée à brider les tendons auxquels elle donne différentes gaînes : c'est le ligament annulaire postérieur du carpe. Elle forme 1° en arrière et en dehors de l'apophyse styloïde du radius une coulisse très forte, oblique en avant et en bas, pour les tendons du court-extenseur et du long-abducteur du pouce. Cette coulisse est un véritable canal ; et, quand une cloison la sépare en deux, c'est le tendon extenseur qui se trouve en arrière.

2° Elle forme une autre coulisse qui renferme les tendons des radiaux externes.

3° Le canal fibreux qui enveloppe le tendon du long-extenseur du pouce est oblique dans le même sens que la première coulisse, et n'est complet qu'au-dessous du radius ; plus haut il n'est séparé de la gaîne commune aux extenseurs des doigts que par une lame fibro-celluleuse assez extensible.

4° Le canal, ou plutôt le véritable anneau carpien postérieur que traversent les tendons de l'extenseur commun et de l'indicateur.

5° Une gaîne isolée pour l'extenseur du petit doigt.

6° Entre l'apophyse styloïde et la tête du cubitus, une dernière coulisse pour le tendon du cubital postérieur.

Du côté de l'avant-bras ce ligament s'amincit graduellement. Ses fibres s'écartent, finissent en se continuant avec le reste de l'aponévrose. Son bord inférieur s'amincit considérablement, et se continue avec l'aponévrose dorsale de la main.

# APONÉVROSES DE LA MAIN.

## APONÉVROSE PALMAIRE

### SUPERFICIELLE.

Cette aponévrose est d'une extrême densité, placée dans la paume de la main et sous la peau.

Elle résulte en partie de l'épanouissement du tendon du palmaire cutané, et du prolongement du ligament annulaire antérieur du carpe.

D'abord extrêmement forte à sa naissance, elle s'amincit ensuite graduellement en avançant, de manière à donner naissance à quatre languettes fibreuses qui se dirigent vers l'extrémité inférieure des quatre derniers os métacarpiens; là chacune d'elles se bifurque pour le passage des tendons des fléchisseurs, et chacune des branches de cette bifurcation, après s'être contournée en arrière, va s'insérer au ligament métacarpien transverse inférieur; elles forment avec lui une ouverture que traversent les muscles lombricaux.

Ces quatre languettes sont unies entre elles par des fibres transversales très distinctes.

De chaque côté l'aponévrose palmaire s'amincit beaucoup, et devient même presque celluleuse sur l'éminence thénar. En dedans elle se comporte de même, et elle donne naissance au palmaire cutané.

Les fibres du tendon du muscle petit-palmaire sont celles qui donnent naissance aux quatre languettes dont il a été question; celles qui viennent du ligament annulaire antérieur du carpe sont au contraire transversales : ce sont elles qui unissent les bandelettes quand elles s'écartent les unes des autres. A mesure qu'elles avancent dans la paume de la main, elles deviennent de moins en moins distinctes, et ne forment bientôt plus que de petits arcs de cercle qui s'appliquent aussi sur les tendons des fléchisseurs avant d'arriver sur les premières phalanges : de cette manière elles semblent donner naissance aux gaînes tendineuses des doigts.

L'aponévrose palmaire est unie en avant à la peau par un tissu cellulaire qui contient des vésicules adipeuses, et qui est tellement serré que les fibres de l'aponévrose semblent continues au corion.

L'extrême densité de l'aponévrose palmaire rend raison des graves symptômes auxquels donnent naissance les inflammations profondes de la main. Les parties situées sous elle sont étranglées d'une manière violente, et les accidents ne peuvent cesser que lorsque l'on fait de larges débridements. C'est aussi à cause de la disposition anatomique de l'aponévrose palmaire que les tumeurs sous-aponévrotiques ne peuvent se développer dans ce point qu'avec beaucoup de peine.

L'aponévrose palmaire superficielle présente un nombre variable d'ouvertures qui dépendent de ce que ces fibres s'écartent à l'endroit de leur entrecroisement. De ces ouvertures les unes sont très petites, d'autres assez larges; elles sont de plus en plus nombreuses et plus grandes, à mesure qu'on approche des doigts. Du tissu cellulaire ou des pelotons graisseux les remplissent, et font communiquer ainsi les parties superficielles avec les parties profondes. Ces sortes de trous semblent concourir à la production des vives douleurs qui se manifestent à l'occasion des inflammations dans le creux de la main par l'étranglement que leurs bords doivent exercer sur les parties tuméfiées : de là la nécessité de débrider de bonne heure dans ces maladies.

# APONÉVROSE PALMAIRE

## PROFONDE.

Cette aponévrose, indiquée par M. Blandin (*Anatomie topographique*), est placée sur la face antérieure des muscles intercostaux et de l'arcade palmaire profonde.

Supérieurement elle naît des trousseaux fibreux qui unissent les os du carpe entre eux à leur face antérieure ; inférieurement elle se confond avec le ligament métacarpien transverse inférieur.

Cette aponévrose n'a pas une très grande force ; elle est percée de plusieurs trous pour le passage de divers vaisseaux artériels et veineux.

# APONÉVROSES DORSALES

## DE LA MAIN.

Le feuillet fibreux qui recouvre le dos de la main est mince, et plutôt celluleux qu'aponévrotique ; néanmoins, chez un grand nombre de sujets, il est fort développé et constitue l'*aponévrose dorsale* superficielle de la main. Ses fibres sont transversales, et semblent naître du bord inférieur du ligament annulaire en gagnant les doigts. Elle contracte très souvent des adhérences avec les tendons, devient plus épaisse, plus distincte, plus forte, et enfin se perd en avant dans le tissu cellulaire sous-cutané des doigts.

Une seconde lame fibreuse existe encore au dos de la main, et couvre la face postérieure des os et des muscles interosseux, jusque près des articulations métacarpo-phalangiennes. Cette lame, qui est l'*aponévrose dorsale profonde*, se confond avec l'aponévrose dorsale superficielle, près de l'articulation métacarpo-phalangienne, en arrière avec les ligaments du carpe, et sur les côtés avec l'aponévrose dorsale encore ; de sorte qu'entre ces deux feuillets se trouvent les tendons et les nerfs principaux, et que dans les inflammations et les suppurations de la face dorsale de la main, la lame profonde s'oppose au passage de la maladie ou de ses produits dans la paume de la main ; tandis que celle qui est superficielle les empêche pendant quelque temps de faire une saillie visible et circonscrite sous la peau.

Nous voyons donc qu'il existe quatre aponévroses à la main : deux antérieures ou palmaires, l'une superficielle, l'autre profonde, et deux postérieures ou dorsales, l'une également superficielle et l'autre profonde.

# GAINES TENDINEUSES

## DES DOIGTS.

Les gaînes tendineuses des doigts ne sont que des modifications de l'aponévrose palmaire, avec laquelle elles se continuent. ( Voy. *Aponévrose palmaire*.) Ce sont des canaux complétés en arrière par la face antérieure des phalanges ; leur partie antérieure est formée de fibres transversales ; de chaque côté des fibres fortes et épaisses fixent les gaînes sur les parties osseuses. La lame fibreuse est moins épaisse au-devant des articulations et sur les côtés que dans les intervalles des articulations.

En effet, au niveau de la première et de la deuxième articulation phalangienne, la gaîne tendineuse se trouve réduite à deux faisceaux fibreux, obliques et croisés crucialement : il en résulte quatre ouvertures, deux antérieures et deux latérales, par lesquelles pénètrent les vaisseaux. On voit, à travers, la membrane synoviale a nu. Dans les débridements que l'on fait aux panaris, une sonde cannelée introduite dans une ouverture pourrait pénétrer dans la gaîne par le trou en question : on l'ouvrirait alors, ce qui serait un très grave inconvénient. Dans les débridements que l'on fait sur les faces latérales des doigts, on doit prendre beaucoup plus de précautions que sur la face antérieure, sur laquelle les tissus qui recouvrent la gaîne sont beaucoup plus épais, et à travers lesquels on pénètre beaucoup plus difficilement que sur les parties latérales.

Lorsque ces gaînes ont dépassé la troisième phalange, leur tissu se raréfie, et elles se confondent avec le périoste et la pulpe des doigts.

Deux trous étroits et très régulièrement arrondis existent constamment sur les côtés de l'articulation métacarpo-phalangienne; à l'origine de la gaîne fibreuse; ils contiennent deux filets artériels.

L'intérieur des gaînes est tapissé par une membrane synoviale qui ne communique point avec celle des articulations. En arrivant au-devant

du ligament métacarpien transverse elle constitue un cul-de-sac.

Une bandelette falciforme se détache des tendons du muscle fléchisseur profond ; elle est plus
ou moins forte et aplatie, et va se fixer sur la
première phalange. Cette bandelette permet à
cette phalange de se mouvoir encore lorsque les
deux premières ont été amputées. Les diverses
pratiques que des chirurgiens conseillent pour
faire adhérer la phalange au tendon, afin de con-
server la première lorsque les deux dernières
doivent être amputées, telles sont les incisions
profondes, par exemple, sont donc tout-à-fait
inutiles.

On ne trouve point d'aponévrose à la face
dorsale du doigt ; ou du moins, si elle existe,
elle est tellement confondue avec les tendons extenseurs, qu'on ne peut l'en distinguer. Ces tendons eux-mêmes, épanouis sur la face dorsale
des doigts, constituent une véritable membrane
fibreuse très épaisse.

C'est par les ouvertures que présentent en
avant et sur les parties latérales les gaines tendineuses que les inflammations du tissu cellulaire
des doigts se transmettent à la tunique séreuse
de la gaîne, et que cette dernière peut s'échap-

per lorsqu'elle est enflammée, de manière à s'étrangler et à faire naître des douleurs très vives. C'est ainsi du moins que quelques personnes expliquent les souffrances aiguës de certains malades affectés de panaris profonds.

# APONÉVROSES

## DU MEMBRE ABDOMINAL.

---

### APONÉVROSE FÉMORALE.

Cette aponévrose est la plus résistante de celles de l'économie animale. Elle enveloppe exactement les muscles de la cuisse, se continue supérieurement et antérieurement avec les aponévroses de l'abdomen, etc., etc.

En dehors elle naît du rebord externe de la crête iliaque ; tout-à-fait en dedans, de la symphyse pubienne, de la branche descendante du pubis, et de la tubérosité de l'ischion. En arrière elle se fixe à la partie postérieure du sacrum, et se continue avec l'aponévrose commune des muscles de la partie postérieure du tronc. (V. *Aponévrose de la partie postérieure du tronc.*)

Inférieurement, et arrivée au genou, elle se

fixe sur les parties latérales de la rotule, aux condyles du fémur, aux tubérosités du tibia, et se continue avec l'aponévrose jambière, à la formation de laquelle elle contribue.

En arrière elle s'étend dans le jarret, et se continue avec l'aponévrose jambière.

Il s'agit maintenant d'étudier l'aponévrose fémorale dans les diverses régions de la cuisse.

Dans l'aine, ou à sa partie supérieure et antérieure, voici comment elle est disposée.

Après avoir formé une gaîne au muscle *fascia lata*, ainsi que nous le verrons, les deux feuillets qui ont donné naissance à cette gaîne, et qui résultent du dédoublement de l'aponévrose, ces deux feuillets, dis-je, se réunissent sur le bord antérieur du muscle, et s'appliquent sur la face antérieure du muscle ilio-rotulien, en dedans duquel une lame assez forte s'en détache pour se glisser entre lui et les psoas et iliaque, atteindre la capsule articulaire coxo-fémorale, et se continuer avec elle.

Le muscle ilio-rotulien se trouve engaîné par l'aponévrose crurale. Il réunit, par le moyen de son tendon réfléchi, le *fascia lata* à la capsule coxo-fémorale, qui devient par là le rendez-vous commun de toutes les aponévroses du membre pelvien, de même que la capsule scapulo-humérale pour les aponévroses du membre thoracique. En arrivant au bord externe du muscle couturier, l'aponévrose se dédouble pour envelopper ce muscle, auquel elle forme une gaîne jusqu'au bas de la cuisse. Il résulte de cette disposition que, par suite d'une inflammation qui se développerait dans le tissu cellulaire de ce muscle, le pus, s'il s'en produisait, fuserait dans ce canal fibreux, et pourrait s'étendre à la rigueur jusqu'au bas de la cuisse, sans s'épancher dans les couches environnantes. Cette gaîne se termine par un cul-de-sac à l'épine iliaque antérieure et supérieure. Les deux lames qui la forment se réunissent et s'appliquent au-devant des muscles psoas et iliaque.

L'aponévrose simple alors se continue avec le ligament de Fallope jusqu'au tiers externe de la longueur de celui-ci, endroit où elle se développe de nouveau, et forme deux feuillets, dont le plus profond s'enfonce beaucoup, envoie entre les muscles psoas et pectiné une lame forte et épaisse, avant d'arriver au côté externe des vaisseaux fémoraux. Là, une autre lame mince se détache de ce feuillet profond, passe par-devant les vaisseaux, tandis que le feuillet lui-même passe derrière, et tapisse la face antérieure du muscle pectiné.

En continuant de marcher, ce feuillet se relève peu à peu, et finit par se retrouver en contact avec le ligament de Poupart en haut, et avec le feuillet superficiel en dedans et en bas. Ce dernier feuillet superficiel, qui s'écarte du profond en dedans du muscle couturier, passe au-devant des vaisseaux cruraux, et reste toujours uni au ligament de Fallope, dont il semble un prolongement. Ce feuillet est comme criblé de trous pour le passage d'artérioles, de vésicules et de troncs lymphatiques : aussi plusieurs auteurs l'ont-ils appelé *couche criblée du fascia lata*. Il marche ainsi jusqu'à un pouce environ en dehors de l'épine du pubis, où il se confond avec le feuillet profond, mais de manière que son bord interne, qui s'est appliqué sur la face antérieure des muscles adducteurs, en se réunissant avec la couche profonde, est largement échancré pour l'ouverture externe du canal crural. C'est entre ces deux feuillets, le superficiel et le profond, que se trouve le canal crural, dont la description minutieuse sera donnée après celle de l'aponévrose. Le feuillet superficiel en forme la paroi antérieure ; la paroi postérieure est formée par le feuillet profond, qui est lui-même dédoublé pour former une gaîne aux vaisseaux cruraux.

Lorsque les deux feuillets se sont réunis, l'aponévrose se porte jusqu'au bord antérieur du muscle droit interne, après avoir fourni des lamelles qui s'engagent entre les différents muscles adducteur, pectiné, etc.

L'aponévrose se dédouble pour former une gaîne au muscle droit interne, en arrière duquel les feuillets qui ont formé cette gaîne se réunissent et se confondent, de manière que l'aponévrose ne forme plus désormais qu'une seule lame jusqu'à l'ischion.

Dans la région fessière et de la hanche, l'aponévrose née de la crête iliaque recouvre la face externe du muscle grand-fessier et le muscle moyen-fessier ; elle se dédouble de manière qu'une de ses lames tapisse la face externe du premier, tandis que l'autre glisse sur sa face interne ou antérieure ; en arrière du muscle les deux lames se réunissent, et, confondues, s'attachent sur la face et le bord externes du grand ligament sacro-sciatique, en sorte qu'elles semblent se continuer d'une manière assez évidente avec l'aponévrose du périnée. En avant, l'aponévrose se dédouble de nouveau pour former une gaîne complète au muscle *fascia lata*. Cette portion se confond ensuite avec l'antérieure , qui vient d'être examinée.

Dans la région crurale antérieure , l'aponévrose est très forte , surtout en dehors ; dans ce point elle offre près d'une ligne d'épaisseur , ce qui fait que , dans les inflammations profondes , les parties qui tendent à se gonfler sont comme étranglées par ce *fascia :* de là de violentes douleurs , les accidents les plus graves , etc.

Étudiée en dehors , elle marche appliquée sur le vaste-externe jusqu'au muscle droit antérieur. Là une lame mince s'en détache pour passer entre ce muscle et le crural. Elle forme, en dehors du couturier, un dédoublement qui est la continuation de la gaîne dont il a déjà été question dans la portion inguinale de la cuisse ; elle se comporte de même ensuite dans le reste de la cuisse relativement aux muscles, c'est-à-dire qu'elle forme une gaîne à chacun d'eux. Le feuillet profond, qui est la continuation de celui dont il a été question dans la portion inguinale, se dédouble pour former une gaîne aux vaisseaux fémoraux et à des branches nerveuses. Cette gaîne est beaucoup plus épaisse que dans la région inguinale, de sorte que, pour la ligature de l'artère

fémorale, après avoir renversé le muscle couturier, il faut, pour arriver à cette artère, inciser
encore une lame aponévrotique qui est très
épaisse.

En dedans des vaisseaux, cette couche profonde de l'aponévrose, dédoublée pour la gaîne
vasculaire, se relève au-devant des muscles adducteurs pour se réunir à la couche superficielle,
et se séparer ensuite pour former une autre gaîne
au muscle droit interne, ainsi que nous l'a-
vons vu.

Dans la région fémorale postérieure, l'aponévrose tapisse tous les muscles, envoie un prolongement très épais placé entre le faisceau externe du muscle crural et la portion crurale du
biceps, auxquels il fournit des insertions. Ce prolongement se fixe à la lèvre externe de la ligne âpre.

En arrivant en dehors des muscles biceps,
demi-tendineux et demi-membraneux, l'aponévrose se dédouble, de manière qu'un de ses
feuillets passe derrière les faisceaux charnus,
tandis que l'autre passe sur leur face antérieure,
entre eux et les adducteurs. Près du bord postérieur du muscle droit interne, ces deux lames,
qui se sont réunies, se séparent de nouveau pour
former la gaîne de ce muscle.

Les muscles biceps, demi-tendineux et demi-membraneux sont enveloppés dans un canal fibreux qui se divise inférieurement en deux gaînes distinctes, l'une pour le muscle biceps en dehors, l'autre pour les demi-tendineux et demi-membraneux en dedans, à l'instant où ces organes s'écartent pour circonscrire l'espace poplité.

Le grand nerf sciatique se trouve renfermé dans la gaîne commune de ces trois muscles.

Cette gaîne se continue en haut avec celle des muscles fessiers, et communique dans le bassin par l'échancrure sciatique : ce qui explique pourquoi, dans l'amputation de la cuisse, suivie d'inflammation et d'infiltration purulente, on voit quelquefois remonter le pus dans la cavité pelvienne.

Il nous reste maintenant à étudier l'aponévrose crurale à la partie inférieure de la cuisse, *au genou* et *au jarret*.

*Au genou,* l'aponévrose est presque confondue avec les ligaments, couvre toute l'articulation dans les excavations sus et sous-rotuliennes ; elle est plus épaisse en dehors qu'en dedans, ce qui fait que, dans l'hydropisie de cette articulation, la poche synoviale proémine plus particulièrement de ce dernier côté. Fixée sur les condyles, elle bride la rotule, son ligament et le tendon extenseur de la jambe, mais d'une manière très lâche. Elle est confondue avec la face externe des ligaments latéraux, et, se continuant avec l'expansion vulgairement nommée *pate-d'oie*, elle forme ainsi une espèce de capsule qui soutient plus ou moins solidement la membrane synoviale dans l'état naturel.

*Au jarret*, l'aponévrose qui est, ainsi que la précédente, la continuation du *fascia lata*, se dédouble en dehors pour engaîner le muscle biceps fémoral, se continue par son feuillet externe avec la portion qui a recouvert le genou, tandis que le feuillet interne ou profond se continue avec le périoste du fémur. En dedans l'aponévrose se dédouble aussi pour former un canal à chacun des muscles ou des tendons qui entrent dans la composition du bord interne du jarret; mais comme les tendons de ces divers muscles finissent par s'épanouir en membranes lorsqu'ils arrivent sur la face interne du tibia, il en résulte que leurs différentes gaînes se confondent pour former un des points d'origine de l'aponévrose jambière, avec laquelle celle du jarret se continue sans aucune ligne de démarcation. Elle bride ainsi la saillie musculaire qui forme le commencement du mollet. Ici les fibres sont obliques ou entrecroisées ; plus haut , et tout-à-fait au bas de la cuisse , les fibres sont transversales.

Cette lame fibreuse de l'aponévrose fémorale, quoique n'étant pas d'une très grande force , peut opposer une certaine résistance au développement des tumeurs anévrismales ; cependant elle n'en a point assez pour gêner long-temps la marche de ces maladies.

# CANAL CRURAL.

Ce canal est situé dans le pli de l'aine et à la partie antérieure et supérieure de la cuisse.

L'ouverture supérieure placée sous l'arcade crurale est triangulaire, regarde en haut et en arrière, est bouchée par une lame fibro-celluleuse que M. J. Cloquet propose de nommer *septum crurale*. Elle est formée par le *fascia propria ;* cet anneau présente trois bords et trois angles.

Le bord antérieur et supérieur est formé par l'arcade crurale ; le bord postérieur et interne par le feuillet profond de l'aponévrose *fascia lata* (Voy. *Aponévrose crurale*) ; le bord postérieur et externe par l'expansion aponévrotique qui descend au-dessous de l'arcade crurale, et qui est constituée par l'expansion aponévrotique du petit psoas.

L'angle interne est formé par le ligament de Gimbernat, qui est, ainsi qu'il a été dit, une expansion aponévrotique qui se détache du ligament de Fallope ; elle est triangulaire, et sa force est assez grande.

De six à dix lignes d'étendue, son sommet, que rien ne distingue du *ligament de Fallope*, s'insère à l'épine du pubis. Sa base, qui est un peu échancrée et mince, regarde en dehors les vaisseaux iliaques externes ; son bord antérieur se confond avec le ligament de Fallope ; le postérieur s'insère à la crête du pubis. Suivant quelques auteurs, chez les hommes ce ligament est plus fort et plus résistant que chez les femmes. Aussi Monro attribuait à cette disposition anatomique la moins grande fréquence des hernies crurales chez le premier que chez celle-ci. M. J. Cloquet dit n'avoir trouvé aucune différence entre les deux sexes. On l'a vu manquer. Chez la plupart des individus il est formé de deux lames qu'on peut isoler facilement vers le point où ce prolongement aponévrotique se détache du ligament de Fallope ; mais elles sont intimement unies au moment où le ligament s'implante à la crête et à l'éminence du pubis. La plus profonde de ces lames, qui est posté-

rieure, se confond avec le *fascia transversalis*
et le tendon du muscle droit. Dans la station,
le ligament de Gimbernat a une direction presque horizontale, et s'oppose jusqu'à un certain point au déplacement des viscères de l'abdomen par cet endroit de la cavité. Quand
il manque, on conçoit que les individus sont
atteints d'une grande prédisposition aux hernies
crurales.

Ce que l'on désigne donc sous le nom de *ligament de Gimbernat* n'est pas un ligament, mais
un prolongement de la bandelette ilio-pubienne,
communément nommée *ligament de Fallope* ou
de *Poupart*. Il a été découvert et décrit par
*Gimbernat*, chirurgien espagnol.

L'angle externe est formé par le repli aponévrotique qui sépare les tendons réunis des psoas
et iliaque d'avec la moitié interne de l'arcade.

L'angle postérieur répond à l'éminence ilio-
pectinée.

L'ouverture supérieure du canal crural correspond ordinairement à la partie intérieure de
la fossette externe que forme le péritoine dans
la région inguinale. Cependant quand l'artère
ombilicale est très écartée de la ligne blanche,
il peut se trouver en rapport avec la fossette in-

terne. Le péritoine ne fait que passer sur cette ouverture, et présente quelquefois à son niveau une légère dépression. Il adhère au *septum crural* par du tissu cellulaire lâche. La hernie crurale se trouve plus souvent en dehors, plus rarement en dedans de l'artère ombilicale.

Dans la description de l'aponévrose crurale, nous avons dit que l'écartement des deux feuillets de l'aponévrose *fascia lata* ou fémorale formait deux parois du canal crural.

Il offre de six à quinze lignes de longueur, a une direction presque verticale, est plus large et moins long chez la femme que chez l'homme. Il est plus large en haut qu'en bas. L'ouverture supérieure a été décrite : c'est elle qu'on désigne ordinairement sous le nom d'*anneau crural*. L'ouverture inférieure est celle par laquelle la grande veine saphène traverse l'aponévrose crurale pour aller se jeter dans la veine crurale.

Cette ouverture inférieure du canal crural a de six à dix lignes de longueur, de trois à sept de diamètre, et est plus près de l'arcade crurale chez la femme que chez l'homme. Elle a la forme d'un croissant renversé, dont le bord concave est en haut. Le contour de cette ouverture est faible en haut et en dedans ; il est au contraire très résistant en arrière et en dehors, où il est formé par un arceau fibreux à concavité supérieure, et reçu dans l'angle formé par le confluent des veines fémorale et saphène interne. C'est à cette ouverture que commence la division de l'aponévrose crurale en feuillet superficiel et en feuillet profond, pour constituer les parois du canal crural. Le feuillet profond passe derrière les vaisseaux cruraux, recouvre le muscle pectiné, et va, en s'attachant au détroit supérieur du bassin, se continuer d'une part avec le *fascia pelvia,* de l'autre avec le *fascia iliaca.*

Le canal crural présente trois parois :

L'antérieure, formée par le feuillet superficiel du *fascia lata ;*

La postérieure et interne, formée par le feuillet profond, appliqué sur le pectiné ;

La postérieure et externe, par l'expansion aponévrotique qui sépare la moitié externe de l'arcade crurale de sa moitié interne. Cette dernière paroi est un peu convexe.

Il présente aussi trois angles :

L'angle postérieur répond à la jonction du bord externe du pectiné avec le psoas et l'iliaque ;

L'externe réunit la paroi antérieure avec l'externe ;

L'interne réunit la paroi antérieure avec l'interne.

Le canal a une direction verticale dans presque toute son étendue. Son ouverture supérieure, ou l'anneau crural, regarde en haut et en arrière; l'inférieure est dirigée en avant : d'où il résulte que ce canal a réellement trois axes, qui, par leur réunion, représentent assez bien un $Z$, dont la branche supérieure, appuyée sur le pubis, formerait l'axe de l'orifice supérieur, dont la branche moyenne serait représentée par le canal lui-même, dont la branche inférieure sortirait par l'ouverture de la saphène, ou orifice inférieur du canal crural.

Il est d'une importance majeure pour le chirurgien de connaître la disposition des axes du canal crural. Ce sont eux qui déterminent en effet la direction et la forme que prend la hernie crurale quand elle a parcouru toute l'étendue de ce canal, et sort par son ouverture inférieure. Cette connaissance est surtout très importante pour pratiquer le *taxis*.

L'artère et la veine crurale passent par l'anneau crural, et parcourent toute l'étendue du canal, placées et accolées sur l'angle externe; elles sont retenues dans ce point par deux lames

celluleuses et fibreuses, qui de la paroi antérieure de l'anneau vont à la paroi postérieure :
l'une est placée entre la veine et l'artère, l'autre
est en dedans de la veine, qui est elle-même,
comme on le sait, en dedans de l'artère. Ces
deux lames se continuent en forme de gaîne sur
les vaisseaux fémoraux.

Il résulte de cela que la hernie se fait toujours
en dedans des vaisseaux fémoraux, et jamais entre eux et la paroi externe du canal. De là l'indication de ne point débrider de ce côté, à cause
des gros vaisseaux d'abord, et ensuite à cause de
l'artère épigastrique, qui est fournie le plus ordinairement par l'artère iliaque externe, et qui,
par conséquent, se trouve alors en dehors ; du
moins cela est le plus ordinaire : car M. J. Cloquet dit avoir vu un cas de hernie crurale dans
laquelle l'artère épigastrique se trouvait en dedans de la tumeur, qui était placée elle-même
au-devant des vaisseaux fémoraux.

Souvent on trouve engagés dans les ouvertures de la paroi antérieure du canal crural plusieurs
ganglions lymphatiques qui communiquent par
des vaisseaux avec d'autres placés derrière elle.
Qeulques uns couvrent l'orifice inférieur du canal. Il y en a presque toujours un ou deux qui

sont allongés, et situés dans le sillon qui sépare l'artère et la veine iliaque externe, à l'instant où ces vaisseaux entrent dans le canal crural.

Le gonflement inflammatoire de ces ganglions produit de la tuméfaction et une douleur très vive, qui pourraient en imposer pour une hernie crurale, si on n'était pas prévenu de cette circonstance.

C'est par le moyen du canal crural que le *fascia superficialis*, qui recouvre sa paroi antérieure et son orifice inférieur, s'introduit encore dans le ventre, en communiquant et en se continuant avec le *fascia propria*, qui accompagne les vaisseaux fémoraux à leur sortie de l'abdomen et à leur entrée dans le canal crural, et leur forme une gaîne. Il sort par l'anneau inférieur du canal, où il rencontre le *fascia superficialis*.

La disposition anatomique exacte du canal crural est surtout importante à connaître à cause des hernies fémorales. Nous allons un instant nous arrêter sur quelques considérations qui y sont applicables.

L'espace qui existe entre l'épine iliaque supérieure et celle du pubis est plus considérable chez la femme que chez l'homme. L'ouverture abdominale se trouve du canal crural plus grande : d'où il suit que la hernie fémorale est beaucoup plus fréquente chez la première que chez le second. Une autre raison anatomique concourt à ce fait. Chez la femme le canal inguinal, ainsi que nous l'avons vu, est plus étroit; les viscères ont moins de facilité à passer à travers, et les efforts les rejettent sur la fossette crurale de la région iliaque; ils franchissent plus facilement les deux ouvertures du canal fémoral. Ces particularités ne s'appliquent qu'à l'âge adulte : car, dans l'enfance, le bassin de la petite fille étant comme celui du petit garçon, le canal inguinal présente les mêmes caractères; et, à cette époque de la vie, les hernies crurales et inguinales sont aussi fréquentes chez l'un que chez l'autre. C'est après la puberté que ces différences sont très grandes; mais il paraît qu'on les a exagérées. M. Dupuytren estime qu'on les rencontre une fois sur dix chez l'homme, et que la femme présente encore assez souvent la hernie inguinale.

En entrant dans le canal crural, les viscères qui se déplacent descendent presque perpendiculairement, et suivent la même direction pendant qu'ils parcourent le canal; mais leur sortie par son orifice inférieur se fait de derrière en devant et de dehors en dedans, en un mot, suivant l'axe de cet orifice, en sorte que pour faire rentrer les hernies crurales il convient d'abord de comprimer d'avant en arrière, pour leur faire franchir l'orifice inférieur du canal, et de les repousser ensuite en haut et en arrière. Ordinairement le taxis est difficile et compliqué dans cette hernie. En sortant du canal par son orifice inférieur, elle remonte quelquefois immédiatement jusqu'au ligament de Poupart, ce qui, dans ce cas, exige, dans le taxis, qu'on commence par repousser la tumeur de haut en bas et de dedans en dehors, avant de faire les autres mouvements indiqués.

La disposition serrée de toutes les parties qui entrent dans la composition du canal crural fait qu'en général la hernie crurale est petite et globuleuse. Nous voyons en effet l'ouverture supérieure du canal être formée par le ligament de Poupart, par le corps du pubis; les parois être aponévrotiques, etc.; toutes circonstances qui ne permettent aux viscères que de sortir petit à petit, et sont fréquemment la cause de l'étranglement : à cela il faut encore joindre les angles qu'ils sont obligés de faire en sortant.

Toutes ces causes font que les hernies crurales se terminent plus promptement par gangrène que les hernies inguinales. Le *fascia superficialis* qui bouche l'orifice inférieur du canal, étant serré, présente plusieurs brides qui sont la cause de la division de la tumeur en plusieurs lobules, ce qui lui donne une forme globuleuse.

Le feuillet falciforme de l'ouverture externe du canal crural se continue avec le ligament de Gimbernat. Cela ne veut pas dire, comme le pense Scarpa, que le ligament de Gimbernat soit plutôt une dépendance du feuillet superficiel du *fascia lata* que le simple épanouissement du ligament de Fallope. En effet, on voit le ligament de Fallope, près du pubis, se continuer d'une manière bien évidente avec les deux lames réunies du *fascia lata*. Mais la couche profonde se continue sur l'éminence pectinée avec le feuillet profond de l'aponévrose.

Cette disposition fait que l'incision de l'anneau externe du canal crural permet presque toujours la réduction des parties, non seulement quand c'est lui qui cause l'étranglement, mais encore quand la constriction a lieu beaucoup plus haut. Cette remarque est de M. Breschet (thèse, 1819). Le ligament de Gimbernat se trouve alors relâché par l'incision.

C'est ce ligament qui est le plus ordinairement la cause de l'étranglement, quand il siége à l'anneau supérieur.

Dans ce cas, ainsi que l'a fait remarquer Pott, les parties sont si profondément situées, que le débridement est délicat et dangereux, surtout chez l'homme.

En effet, de tous côtés se trouvent des organes importants.

En dehors et en haut, on a à redouter *l'artère épigastrique*.

Directement en haut, on a la branche pubienne de l'artère épigastrique, dans les deux sexes, et de plus, chez l'homme, l'artère spermatique et même le canal déférent. En effet, le cordon testiculaire se trouve en dehors du collet du sac, avant d'entrer dans le canal inguinal ; ensuite il en croise la partie supérieure obliquement de haut en bas et de dehors en dedans, en parcourant ce canal, puisque l'anneau inguinal est plus près du pubis que le canal crural. Il n'est séparé de la hernie que par la gouttière du ligament ilio-pubien. Cette épaisseur est très peu considérable. Aussi Scarpa pense-t-il qu'on ne peut pas faire une incision de plus de deux lignes au bord inférieur du ligament de Poupart sans blesser les vaisseaux spermatiques. Cela est exagéré, comme on peut s'en convaincre facilement sur le cadavre. On peut inciser trois lignes sans toucher le cordon, qui d'ailleurs fuit et roule devant l'instrument tranchant, de manière à ne pouvoir être atteint que si on agissait avec trop de violence.

En dedans et en haut, lorsque l'obturatrice naît de l'épigastrique, elle contourne la demi-conférence interne et supérieure de la hernie, et rend alors le débridement fort dangereux dans ce sens.

En dedans on trouve le ligament de Gimbernat; et, en incisant au-delà, quatre ou cinq lignes sur lui, on peut couper l'artère pubienne. Cependant c'est le point le plus avantageux pour débrider, puisque l'on peut faire ainsi une très grande incision (quatre ou cinq lignes) sans couper rien d'important.

Le canal crural contient, comme nous l'avons vu, l'artère et la veine crural. C'est en suivant le trajet de ces vaisseaux que le pus dépendant de la carie des vertèbres lombaires peut arriver jusque dans le canal crural, et devenir presque sous-cutané. En passant par les ouvertures nombreuses que présente le feuillet criblé du *fascia lata.*

C'est par ces ouvertures, ainsi que nous avons omis de le dire, que peuvent sortir des hernies crurales avant d'avoir atteint l'ouverture inférieure du canal.

# APONÉVROSE JAMBIÈRE.

L'aponévrose jambière entoure toute la jambe, à laquelle elle forme une espèce d'étui fibreux. En arrière et en haut, elle naît de l'aponévrose crurale, avec laquelle elle se continue sans ligne de démarcation. De chaque côté elle se continue avec la portion de la crurale qui a recouvert le genou. Le tendon du muscle biceps en dehors, en dedans les expansions des muscles couturier, demi-tendineux et droit interne, contribuent à la former. Ces muscles en sont les tenseurs. Dans le reste de la jambe elle se fixe, tout le long du bord antérieur du péronée, sur les deux bords du tibia. Inférieurement elle se se continue avec le ligament annulaire interne.

En dehors, dans la région antérieure et externe, l'aponévrose est très forte et très distincte ; ses fibres sont principalement obliques de haut en bas et du péroné vers le tibia. Dans son cinquième supérieur, elle donne attache aux fibres charnues des jambier antérieur, extenseur commun des orteils, et au grand-péronier. En bas elle est percée par les nerfs tibial antérieur et musculo-cutané. En se portant vers la crête du tibia, qui lui sert d'attache en dedans, elle a envoyé des cloisons fibreuses très fortes entre le muscle jambier antérieur et l'extenseur commun des orteils, entre celui-ci et le grand-péronier. Ces muscles y prennent insertion. Elle se fixe sur le bord antérieur du péroné, de manière à brider les muscles fléchisseurs du pied, et à les séparer des péroniers latéraux. Elle passe sur ces derniers, et s'attache ensuite sur le bord postérieur du même os, en leur formant une gaîne très forte, de manière à les séparer du muscle soléaire.

Ces cloisons, à l'exception de celle qui se fixe tout le long du péroné, n'existent guère qu'à la partie supérieure. A mesure qu'elles descendent, elles diminuent d'épaisseur, et dégénèrent en tissu cellulaire, et ce serait s'abuser que de croire que chacun de ces muscles est pourvu d'une gaine distincte.

Dans cette portion l'aponévrose jambière est

très forte, peu extensible, ce qui fait que, dans les inflammations profondes, elle s'oppose au gonflement des tissus, et qu'on est obligé de débrider de bonne heure pour éviter les accidents. Dans les incisions nécessaires pour mettre à découvert l'artère tibiale antérieure, elle met un grand obstacle à l'écartement de la plaie : aussi est-il nécessaire quelquefois de la couper en travers.

A la partie postérieure de la jambe, l'aponévrose n'est que la continuation de celle du jarret ; mais elle est autrement disposée. Elle est formée de deux feuillets principaux, l'un superficiel et l'autre profond. Tous les deux sont fixés sur le bord postérieur du péroné en dehors, et sur le bord interne du tibia en dedans. Le premier semble naître plus spécialement de la pate-d'oie ; appliqué sur la face postérieure des muscles du mollet et du tendon d'Achille, il vient se perdre en bas dans le tissu fibreux celluleux qui entoure ce tendon. Là viennent se terminer les feuillets de l'aponévrose jambière en arrière, qui descendent dans la couche cellulo.-graisseuse. De chaque côté l'aponévrose se confond avec les couches fibreuses malléolaires et les coulisses des tendons. Elle se dédouble pour former une gaîne à la veine saphène externe et aux branches d'origine du nerf correspondant. Ce feuillet n'est pas très fort ni dense ; il est extensible, et permet aux abcès profonds de se transformer en abcès superficiels. Il ne comprime pas d'une manière aussi fâcheuse qu'en dehors les parties dans les inflammations profondes.

Le feuillet profond fait suite à une lame fibreuse qui recouvre le muscle poplité. Ce muscle, en effet, est recouvert en arrière par une lame fibreuse, qui en haut se continue avec les éléments fibreux de l'articulation tibio-fémorale, inférieurement avec le feuillet profond de l'aponévrose jambière. Le poplité est donc bridé contre la face postérieure du tibia. Il descend entre les deux couches musculaires de la jambe ; il se divise en deux lames, au moment où le muscle soléaire se détache des parties profondes. L'une de ces lames suit la face antérieure du tendon d'Achille, et lui complète ainsi un canal qui, en arrière, est formé par le feuillet superficiel ; l'autre reste appliqué sur la face postérieure des muscles profonds, et toutes les deux arrivent ainsi jusqu'au calcanéum.

Tout-à-fait en dedans, dans la région jambière interne ou tibiale, l'aponévrose ne présente rien de particulier ; elle se fixe sur les bords antérieur et interne du tibia ; elle se confond dans ces points avec le périoste.

D'après la description de l'aponévrose jambière, nous voyons qu'il existe quatre gaînes fibreuses à la jambe : une pour la partie antérieure, qui contient le jambier antérieur, l'extenseur commun, l'extenseur propre du gros orteil et le péronier antérieur ; une autre pour les péroniers latéraux ; une troisième pour les jumeaux et le plantaire et le soléaire ; et une quatrième pour la couche musculaire profonde.

# LIGAMENTS ANNULAIRES.

## LIGAMENT ANNULAIRE INTERNE.

Dans la région malléolaire interne, l'aponévrose forme le ligament annulaire interne.

Le ligament annulaire interne fait suite à l'aponévrose jambière, convertit en arcade complète l'échancrure tibio-calcanéenne, et bride ainsi tous les tendons, vaisseaux et nerfs qui passent de la région jambière postérieure à la plante du pied. Il s'étend de la malléole interne à la partie postérieure et interne du calcanéum. Cette arcade est divisée par une cloison, qui n'est autre chose qu'une continuation du feuillet profond de la jambe. Une cloison courte et épaisse transforme ce canal en deux gaînes. La postérieure renferme le fléchisseur propre du gros orteil, les vaisseaux et nerfs tibiaux postérieurs ;

l'antérieure forme un canal osso-fibreux, divisé lui-même en deux coulisses, l'une pour le
tendon du fléchisseur commun des orteils, et
l'autre pour celui du jambier postérieur.

Il est important de se souvenir de l'existence
de ces coulisses, pour ne point les ouvrir quand
on veut faire la ligature de l'artère tibiale derrière la malléole interne.

Il est inutile de dire que ces coulisses sont tapissées par une membrane synoviale.

# LIGAMENT ANNULAIRE

## ANTÉRIEUR.

Ce ligament s'implante d'une part à l'enfoncement supérieur du calcanéum, et de l'autre à la partie antérieure de la malléole interne. Supérieurement, il se continue avec l'aponévrose jambière ; inférieurement, avec l'aponévrose dorsale du pied. Cette bandelette transversale, qui réunit les deux malléoles, est large et forte sur le bord antérieur de la malléole interne. Presque aussitôt après, elle semble formée de deux bandelettes placées l'une sur l'autre, qui se dédoublent pour former une coulisse au tendon du muscle jambier antérieur, mais de manière que la portion supérieure est beaucoup plus forte dans sa lame antérieure que dans la postérieure, et qu'en se terminant sur le devant de l'extré-

mité inférieure du tibia , elle fixe très solidement
le tendon, qu'elle enveloppe dans cet endroit en
l'isolant tout-à-fait des autres. La lame postérieure de la partie inférieure est au contraire
plus forte que l'antérieure, et c'est surtout celle-
ci qui constitue le ligament annulaire antérieur.
Après avoir engaîné le tendon du jambier antérieur, elle se dédouble de nouveau pour embrasser celui de l'extenseur propre du gros orteil d'abord, ensuite ceux de l'extenseur commun et du péronier antérieur : de sorte que le
premier est séparé des seconds par une cloison
mince , mais assez forte cependant.

Dans la région malléolaire externe, l'aponévrose jambière est confondue avec les ligaments ;
elle diverge sous forme de bandelettes plus ou
moins distinctes, se porte sur le devant et la
face externe du calcanéum , de manière qu'elle
ne paraît faire évidemment partie de l'aponévrose jambière que tout-à-fait en arrière et en
haut. C'est dans ce sens aussi qu'elle forme une
gaîne pour les tendons péroniers latéraux. Cette
gaîne, après avoir passé sur la face externe de
l'astragale, à laquelle elle adhère, est unique
jusqu'au bas de la malléole ; mais une cloison
qui se fixe sur la crête externe du calcanéum la

divise bientôt en deux coulisses particulières, qui contiennent chacun un tendon des péroniers. La coulisse qui renferme les péroniers latéraux ne paraît être qu'une suite du canal aponévrotique, qui les maintient isolés des autres faisceaux charnus à la jambe, canal dont les fibres transversales se seraient serrées et rapprochées pour revêtir les caractères des coulisses tendineuses. Elle est, comme on le sait, tapissée par une membrane synoviale. Avant sa bifurcation, ce canal est très solide; mais ensuite il s'affaiblit rapidement, et finit par se convertir en tissu cellulaire. Cette remarque est surtout applicable à la gaîne du court-péronier latéral.

C'est cette portion de l'aponévrose, lorsqu'elle forme cette coulisse des péroniers, qui constitue ce qu'on a encore désigné sous le nom de *ligament annulaire externe du tarse.*

# APONÉVROSE DORSALE DU PIED.

Cette aponévrose fait suite à l'aponévrose jambière, en se continuant par son bord supérieur avec le bord inférieur du ligament annulaire antérieur. Elle est composée de deux feuillets.

Son bord interne part du bord tibial du pied. Ici on voit les deux lames qui la composent s'écarter pour embrasser le tendon extenseur du gros orteil, auquel elles forment ainsi une gaîne. En dehors de ce tendon, elles s'unissent pour s'écarter de nouveau, et passer l'une sur la face superficielle, l'autre sous la face profonde du muscle pédieux, des tendons de l'extenseur commun et du péronier antérieur, pour se réunir en dehors de ce dernier et se fixer sur le bord externe du pied, en se confondant avec le périoste, et se continuer avec l'aponévrose plantaire. Tout-à-fait en avant du pied, les deux

couches se réunissent, s'amincissent graduellement, et finissent par se perdre dans la couche
celluleuse du dos des orteils.

D'après cette disposition du *fascia dorsal* du
pied, on conçoit qu'il peut y avoir deux espèces
d'abcès au pied : l'une, qui a son siége dans la
couche sous-cutanée, peut exister quelque temps
sans affecter d'autres éléments que ceux qui sont
situés entre l'aponévrose et la peau ; l'autre, qui
se développe entre les lames du *fascia*, ce qui
entraîne presque toujours la mortification des
tendons, et persiste plus long-temps que la précédente avant de pouvoir être reconnue. Mais
souvent la phlegmasie de l'une des couches se
transmet immédiatement à l'autre, et le pus,
d'abord accumulé sous l'aponévrose, franchit
bientôt cette barrière, pour se placer dans la
couche sous-cutanée et soulever la peau. La fluctuation, d'ailleurs, dans un cas comme dans l'autre, est rarement difficile à sentir, par la raison
que l'épaisseur des parties molles n'est jamais
très grande.

# APONÉVROSE PLANTAIRE.

Cette aponévrose se trouve, sous la peau, à la plante du pied ; elle est d'une grande densité.

Elle se fixe en arrière aux éminences posté-rieure et inférieure du calcanéum, comme étant le résultat de l'épanouissement du tendon d'A-chille, se porte en avant, et se partage bientôt en trois portions séparées par des rainures assez profondes. Quoique isolée en apparence de cha-que côté du pied, elle se confond avec l'aponé-vrose dorsale en arrière, et en dedans avec le liga-ment annulaire du tarse.

Elle recouvre les trois reliefs musculaires qui partent du talon pour se confondre en avant près des orteils.

La partie de l'aponévrose qui recouvre la por-tion musculaire interne est mince et presque cel-luleuse : aussi les blessures et les inflammations y sont dans ce point beaucoup moins dangereuses que dans les autres parties de la plante du pied.

La portion qui recouvre le relief musculaire externe est très forte ; elle vient spécialement de la tubérosité postérieure et externe du calcanéum, se rétrécit à mesure qu'elle avance, en sorte qu'à partir de la saillie postérieure du cinquième métatarsien, où elle se fixe en complétant l'arcade qui donne passage au muscle long-péronier latéral, elle n'est plus que celluleuse ou fibro-celluleuse comme la portion interne. En dedans néanmoins une bandelette fibreuse distincte continue de marcher en avant, en se confondant avec la portion de l'aponévrose qui recouvre le relief musculaire moyen.

C'est cette dernière portion qui constitue l'aponévrose plantaire proprement dite. Elle est très angulaire, très épaisse en arrière, où se trouve sa pointe, qui ressemble à un véritable tendon. En s'avançant et en s'épanouissant, elle devient plus mince, de manière qu'en avant elle commence à se diviser vers le milieu de la longueur du pied : elle constitue cinq bandelettes distinctes. Ces rubans, très irréguliers du reste, continuent de diverger, et, en arrivant sous la tête de chacun des métatarsiens, ils se bifurquent pour laisser passer les tendons fléchisseurs des orteils, absolument comme l'a fait l'aponévrose palmaire pour les fléchisseurs des doigts. Souvent la bandelette du petit-orteil manque, ainsi que celle du premier, ce qui tient à ce que les feuillets externe et interne se transforment en tissu cellulaire avant d'arriver aux orteils. De chaque côté, et dans sa moitié postérieure, cette portion moyenne se confond avec les portions latérales en formant deux cloisons, dont l'interne se fixe à la face inférieure des os premier cunéiforme, *scaphoïde* et astragale, tandis que l'externe se fixe à la crête du cuboïde et sur la face inférieure du calcanéum.

On voit, d'après cette description, que chacune des éminences charnues de la plante du pied est contenue dans un canal moitié osseux et moitié fibreux, jusqu'au milieu de sa longueur, et que le canal le plus solide est celui de l'éminence médiane. Il résulte de là que les muscles ainsi bridés agissent avec beaucoup plus d'énergie et de facilité; mais ce qu'il importe le plus de remarquer, c'est que les fibres de cette aponévrose sont disposées de manière à laisser d'espace en espace de petites ouvertures par lesquelles le tissu cellulo-graisseux sous-cutané se continue avec le tissu cellulaire profond, ce qui forme un moyen de communication pour les phlegmasies développées dans l'une ou l'autre de ces couches, et devient d'autre part une cause de douleurs vives par l'étranglement de petits pelotons cellulo-graisseux enflammés qui traversent ces ouvertures. Ces inflammations, et autres maladies profondes de la plante du pied, seront d'autant plus dangereuses qu'elles se manifesteront plus près du talon, attendu que c'est là que l'aponévrose offre le plus de densité. Il en est de même pour le danger qui peut résulter des opérations pratiquées sur la plante du pied.

***

Nous n'avons pas cru devoir parler des gaînes tendineuses des orteils; leur disposition anatomique et leur importance chirurgicale étant les mêmes qu'aux doigts, nous n'aurions eu que de fastidieuses répétitions à faire.

# APPÈNDICE.

# APPENDICE.

---

## APONÉVROSE

### CÉPHALO-PHARYNGIENNE.

---

Cette aponévrose, qui entre dans la composition du pharynx, est une bande fibreuse, allongée, mince, mais assez résistante, placée à la partie moyenne et postérieure du pharynx, et donnant insertion aux fibres musculaires des constricteurs jusqu'à la partie moyenne de cette cavité. Elle se fixe supérieurement à la partie moyenne et postérieure de la surface basilaire; et, après avoir donné, ainsi qu'il vient d'être dit, attache à des fibres musculaires jusqu'à la partie moyenne de la cavité pharyngienne, elle perd de sa densité, s'épanouit, et se confond avec la membrane muqueuse, ou dégénère en tissu cellulaire placé à sa face postérieure.

# APONÉVROSE

## PTÉRIGO-MAXILLAIRE.

Cette aponévrose, qui sert d'insertion au muscle constricteur supérieur du pharynx et au muscle buccinateur (*alvéolo-labial*, Ch.), est une bandelette fibreuse assez solide, s'étendant du sommet de l'aile interne de l'apophyse ptérigoïde à la partie postérieure et externe de l'arcade alvéolaire inférieure. Par son bord antérieur, elle donne attache aux fibres postérieures du muscle buccinateur, et par son bord postérieur, au plus grand nombre des fibres du muscle constricteur supérieur du pharynx. Cette aponévrose ne nous paraît pas plus que la précédente susceptible de présenter des considérations importantes applicables à la chirurgie.

# CANAL INGUINAL.

Outre le cordon testiculaire ou spermatique et sa gaîne propre, le prolongement celluleux péritonéal, reste de la tunique vaginale, le muscle crémaster, chez l'homme, le ligament rond et le vestige du canal de Nuck, chez la femme, le canal inguinal ou trajet inguinal contient encore une certaine quantité de pelotons adipeux. Ces derniers se développent quelquefois beaucoup, et forment des lipomes qui simulent des hernies épiploïques. Ces pelotons tiraillent encore par leur poids le péritoine, en dehors duquel ils sont placés, et auquel ils tiennent même par leur pédicule : ils deviennent cause alors de la formation de sacs péritonéaux dans lesquels descendent bientôt les intestins. Ces hernies sont nommées *hernies inguinales graisseuses*. Elles peuvent, comme les hernies viscérales qu'elles déterminent, ainsi que nous venons de le dire, être externes, internes, obliques, directes ou par rupture, sans produire les hernies viscérales par le tiraillement qu'elles exercent sur le péritoine. L'accroissement trop considérable de ces masses graisseuses distend le canal inguinal, l'affaiblit ; et si, après un temps plus ou moins long, l'embonpoint diminue tout à coup, les hernies inguinales se font très facilement. C'est ainsi qu'on explique anatomiquement comment la maigreur subite est regardée, par la plupart des auteurs, comme déterminant les hernies en général. De même le retour à un grand embonpoint, après qu'une hernie inguinale a été bien contenue, peut devenir une cause efficace de guérison. On explique encore, par le séjour quelquefois très prolongé du testicule dans le canal inguinal, chez certains individus, la disposition aux hernies pour l'instant où il descendra plus bas. Le canal, qui a été distendu, est affaibli, et livre alors plus facilement passage aux viscères.

Le trajet inguinal contient quelquefois un canal de communication entre la tunique vaginale et le péritoine, par suite d'un défaut d'oblitération de ce canal, comme cela doit avoir lieu dans l'état de bonne conformation , à une certaine époque de la vie intra-utérine. C'est en vertu de cette disposition anatomique que se forment la hernie inguinale congénitale et l'hydrocèle congénitale. Un libre passage se trouvant établi entre la cavité péritonéale et la tunique vaginale, les intestins et l'épiploon y passent très failement, et se trouvent en contact immédiat avec le testicule.

# ANNEAU

## DU TROISIÈME ADDUCTEUR.

Cet anneau, destiné à donner passage à l'artère crurale, se trouve placé à la partie interne et à l'union du tiers moyen avec le tiers inférieur de la cuisse. Il résulte de l'union de la portion tendineuse inférieure des deux adducteurs (grand et moyen de la cuisse) avec la portion interne du muscle triceps crural, qui forme là le fond d'une gouttière sur laquelle reposent les vaisseaux fémoraux.

En s'épanouissant pour se fixer sur la ligne âpre, entre le vaste-interne et la courte portion du biceps, les muscles adducteurs donnent naissance à une aponévrose très forte, qui se remarque principalement sur leur face antérieure, et se continue avec le feuillet profond qui entre dans la composition de la gaîne du muscle couturier. (Voyez plus haut la description de l'aponévrose fémorale.)

Cette lame est désignée sous le nom d'*aponévrose du troisième adducteur,* quoiqu'elle soit plutôt une dépendance réelle de l'adducteur moyen. Cette aponévrose forme la partie antérieure du canal. La partie interne est constituée par la portion tendineuse des deux muscles adducteurs ; la portion externe est formée par le vaste-interne, près son attache au fémur.

Tout-à-fait en arrière le canal se trouve formé par la réunion de ces muscles adducteurs avec le triceps crural.

Les lames fibreuses qui se détachent du devant de la portion tendineuse des adducteurs pour gagner la face interne du triceps, près de son attache inférieure au fémur, fortifient beaucoup la gaîne aponévrotique de l'artère.

Nous voyons par cette disposition que l'artère fémorale est contenue dans une gaîne fibreuse, qui s'étend depuis l'aine jusqu'au canal des adducteurs, qui n'est véritablement lui-même que la continuation du canal, mais plus épaissi, plus résistant dans ce point que dans le reste de la cuisse. Aussi n'est-il pas exact de dire qu'en

quittant la cuisse pour entrer dans la région popli-
tée, l'artère sorte d'un simple anneau fibreux.

Cette disposition anatomique la met à l'abri
de toute compression pendant les mouvements
musculaires, et fait que ses tumeurs anévrismales sont moins promptement saillantes à la
partie inférieure de la cuisse que dans d'autres
points de ce membre.

Outre l'artère fémorale, le canal des adducteurs renferme encore la veine crurale, deux
branches nerveuses, ou au moins le nerf saphène
interne, du tissu cellulaire, pour chacun de ces
organes, et de plus une enveloppe générale
pour les réunir tous.

L'arcade fibreuse du soléaire, qui donne passage à l'artère tibiale postérieure, pourrait bien
être regardée à la jambe comme une répétition
du canal que nous venons de décrire, et même
comme sa continuation.

# CANAL SOUS-PUBIEN.

Ce canal, dont l'ouverture postérieure se trouve dans l'excavation du bassin, et l'antérieure à la partie interne et supérieure de la cuisse, est formé en bas par l'aponévrose pelvienne et le bord supérieur du ligament obturateur, en haut et en dehors par la branche horizontale du pubis, en dedans par le pubis. Il renferme les vaisseaux et nerfs obturateurs, qui sont appliqués contre son côté externe.

Sa direction est oblique d'arrière en avant, de dehors en dedans, et un peu de bas en haut.

L'ouverture externe du canal sous-pubien est limitée en bas par le bord supérieur du muscle obturateur externe, qui n'est point enveloppé comme l'interne d'une arcade aponévrotique, ce qui fait qu'il est plus facile à déprimer, et que les viscères une fois engagés dans le canal sous-pubien pénètrent facilement dans l'excavation sous-obturatrice.

Ce conduit est fort étroit, et ne semble pas permettre la formation des hernies, ce qui fait qu'on en a nié long-temps la possibilité.

Cependant son existence a été constatée un grand nombre de fois, ainsi que le prouvent les observations d'Arnaud père, Duverney, Garengeot, Gunz, Camper, Hevermann, Astley Cooper, etc., etc.

Le collet du sac est entouré par la gouttière osseuse sous-pubienne, en avant et en dehors par le bord des muscles obturateurs, et l'arcade de la membrane obturatrice en bas et en dedans.

La profondeur à laquelle est situé ce canal fait que ces hernies font rarement saillie, ou du moins elles font un relief tellement enfoncé qu'il est facile de les prendre pour un abcès, ainsi que Garengeot en rapporte un exemple.

Toutes les conditions anatomiques possibles semblent réunies pour que cette hernie s'étrangle facilement. L'ouverture postérieure du canal sous-pubien est en effet très étroite, et ne jouit d'aucune extensibilité; l'antérieure n'en jouit guère d'une plus grande. Cependant l'expérience prouve que cet accident est heureusement fort rare : car l'opération serait extrêmement difficile et fort dangereuse. Le débridement ne pourrait se faire qu'en dedans et en arrière, puisque le tiers antérieur et externe du canal est formé par l'os pubis; et comme malheureusement les vaisseaux obturateurs se rencontrent presque toujours en dedans ou en arrière du collet de la tumeur, ainsi que l'a observé Astley Cooper, il serait difficile de les éviter. Le volume de l'obturatrice étant assez considérable, l'hémorrhagie serait dangereuse et peut-être mortelle.

Cependant les vaisseaux pourraient se trouver tout aussi bien en dehors, et même en avant, qu'en dedans ou en arrière : alors le même danger n'existerait plus.

Outre ces vaisseaux et nerfs obturateurs, le canal sous-pubien contient encore du tissu cellulaire, qui fait communiquer celui de la cavité pelvienne avec le profond du membre abdominal. Il résulte de cette disposition que, dans les inflammations sous-aponévrotiques du membre pelvien, on a vu des fusées purulentes pénétrer dans la cavité du petit bassin. Il en est de même des épanchements sanguins.

Les abcès par congestion, qui dépendent de la carie de la partie antérieure du sacrum, et même des vertèbres lombaires, ont pu passer même quelquefois par le canal sous-pubien, et venir, après avoir suivi cette voie, faire saillie à la partie interne et supérieure de la cuisse. Des inflammations du tissu cellulaire extra-périto-néal pourraient produire le même résultat; le pus pourrait aussi très bien prendre cette route pour sortir du bassin.

# ANNEAU SCIATIQUE.

L'aponévrose pelvienne présente, ainsi que nous l'avons vu en étudiant le *fascia pelvia*, sur les côtés du bassin, vis-à-vis la grande échancrure sciatique, une ouverture en forme d'arcade pour donner passage aux vaisseaux fessiers. C'est l'anneau sciatique. Il est étroit, assez solide et résistant. Sa portion supérieure est constituée par la grande échancrure sciatique en haut, et en bas par l'aponévrose pelvienne, qui présente une véritable arcade, et par le bord supérieur du muscle pyramidal. Ce trou fait communiquer l'intérieur du bassin avec la région fessière. C'est par lui que se font ordinairement les hernies ischiatiques, qui, dans ce cas, passent au-dessus du muscle pyramidal (on conçoit en effet qu'elles peuvent passer également sous son bord inférieur, et suivre le trajet des vaisseaux et nerfs sciatiques), pour aller de là faire saillie au périnée ou à la face postérieure de la cuisse. La position de cette tumeur relativement aux vaisseaux est peu connue. On peut présumer que, glissée au-devant d'eux, elle s'en trouve enveloppée en arrière, ce qui a déterminé Astley Cooper à donner le conseil de débrider en avant si l'étranglement avait lieu.

Cet anneau peut, relativement aux inflammations sous-aponévrotiques des membres pelviens, aux fusées purulentes et aux épanchements sanguins profonds, présenter les mêmes phénomènes que ceux produits par l'existence du canal sous-pubien, c'est-à-dire transmettre ces maladies et leurs produits morbifiques dans l'intérieur de la cavité pelvienne, et *vice versa*.

Nous croyons faire une chose utile en donnant, à la suite de notre travail, une liste des auteurs qui ont parlé des aponévroses, et auxquels on peut recourir pour avoir des détails d'application pratique plus étendus que ceux qu'il nous a été possible de donner pour la composition de notre ouvrage. Nous avons eu plus ou moins à emprunter à chacun des auteurs que nous citons dans cette liste. Nous avons pris chez les uns et chez les autres ce qui nous a semblé être le meilleur et le plus en rapport avec le but que nous nous étions proposé. Nous pensons que cette manière de proclamer la part que nos devanciers ou nos contemporains peuvent avoir eue à la confection de notre travail nous évitera le reproche, si souvent *et quelquefois sans doute si injustement fait* à quelques écrivains, d'avoir profité de découvertes des anciens ou des modernes, sans leur rendre la justice qui leur était due.

# AUTEURS

### PRINCIPAUX

## A CONSULTER

### POUR

## LA CONNAISSANCE DES APONÉVROSES.

CAMPER. . . . . . . . . . *Icones herniarum*, edit. a Sœmmering, in-fol.

GIMBERNAT. . . . . . . . *Nuevo methodo de operar en la hernia crural*, 1793.

SCARPA. . . . . . . . . . *Traité des hernies*, traduit par M. Cayol.

*Supplément au traité des hernies de Scarpa*, traduit par M. Ollivier d'Angers, planches, 1812-1825.

ASTLEY COOPER. . . . . *On inguinal and congenital

hernia , in - fol. London , 1804.

On crural and ombilical hernia, in-fol. London, 1807.

LAWRENCE. . . . . . . *Traité des hernies*, traduit par Béclard et M. J. Cloquet. Paris, 1818, planches.

CLOQUET (J.). . . . . *Recherches anatomiques sur les hernies de l'abdomen*, in-4°, 1817.

*Thèse du concours pour la place de chef des travaux anatomiques de la faculté de Paris*, in-4°, 1819.

BRESCHET. . . . . . . . *Thèse du concours pour la place de chef des travaux anatomiques de la faculté de Paris*, in-4°, 1819.

COLLES (Abraham). . . *Treatise on surgical anatomy*. Dublin, 1811.

ANDERSON. . . . . . . *System of surgical anatomy*. New-York, 1822.

CARCASSONNE (Maurice). *Recherches sur le manuel de l'opération de la taille sous-pubienne chez l'homme*, in-4°. Montpellier, 1821.

GODMAN (John). . . . . *Anatomical investigations ,*

*comprising descriptions of various fasciæ of the human body.* Philadelphia, 1824.

ALLAN-BURN. . . . . . . *Traité d'anatomie chirurgicale du col,* édit. Patisson, 1824.

HESSELBACH. . . . . . . *Disquisitiones anatomico-pathologicæ de ortu et progressu inguinalium et cruralium herniarum,* in-4°. Wurtzbourg, 1816.

BOUVIER. . . . . . . . . *Recherches sur quelques points d'anatomie et de physiologie.* Paris, in-4°, 1823.

VELPEAU. . . . . . . . *Traité d'anatomie chirurgicale,* ou *d'anatomie des régions, considérées dans leurs rapports avec la chirurgie,* planches. Paris, 1825.

BLANDIN. . . . . . . . . *Traité d'anatomie topographique,* ou *Anatomie des régions du corps humain,* planches. Paris, 1826.

PAILLARD (Alex.). . . . *Dissertation sur le fascia superficialis,* suivie de propositions de chirurgie, in-4°, 17 février 1826.

# ERRATA.

—

# TABLE.

## APPENDICE.



FIN.

DE L'IMPRIMERIE DE GUIRAUDET,
RUE SAINT-HONORÉ, Nº 315.